# クオリア入門

## 心が脳を感じるとき

茂木健一郎

筑摩書房

# 目次

† 文中で＊を付した語は、巻末の用語解説に立項されていることを示す。

# クオリア入門——心が脳を感じるとき

# プロローグ

私たちの「心」の全ては、私たちの脳のニューロンの発火に伴って起こる「脳内現象」に過ぎない。

この命題を、今日の神経科学は、徐々に疑いの余地のないほどの明確さをもって示しつつある。今日の神経生理学の知見からすれば、この命題は常識に過ぎないし、知識としては脳に関心がある人の多くが持っているだろう。だが、この仮説がいかに驚くべきものか、その意味の広がりを感じることはそれほどやさしくない。

私は、ある時、イギリスのケンブリッジ郊外の牧場に立っていた。そこは、キングズ・カレッジというお金持ちのカレッジが持っている牧場で、ケム川に沿って、気持の良い緑地が広がっていた。ケンブリッジの隣にあるグランチェスターという村の近くから眺めると、うねうねと曲がりながら流れていくケム川と、その向こうにケンブリッジの街のカレッジや教会の尖塔が見えた。

季節は、十一月も終わりの頃だった。風もなく、陽光も穏やかで、私は草地に座って、ゆったりとしていた。ケム川の流れの中をとてもゆっくりと進んでいく、「パント」と呼ばれるボートの姿も見えた。その時、突然、私は次のような思いに襲われたのだ。


今、私の目の前に広がっている牧場の景色は、私の外にあると思っているけど、本当は私のこの小さな頭蓋骨の中にしか存在しない。私の頬をなでているこの風も、実は私の小さな頭蓋骨の中にある表象に過ぎない。私に見えていることの全ては、本当は、私の外にあるのではなくて、私の頭蓋骨の中にあるニューロンの発火の結果生ずる現象に過ぎないのだ。

私は、私の心は、どうあがいても、この頭蓋骨の中の狭い空間から逃れることができない。

どんなに雄大な景色の前に立っても、たとえ、グランド・キャニオンや、木星の巨大赤斑を目の前にしても、それを見て、感じる私の心は、この頭蓋骨の中に閉じ込められている。

私の心は、あくまでも、この一リットル足らずの頭蓋骨の中にある……

この結論は、とても驚くべきもののように思われた。その考えの衝撃が、広く深く、私の心の中に広がっていった。私は、生まれてはじめて、私という存在が、そして、私にとっての世界の存在が脳内現象に過ぎないことを実感したのだった。

それから、私は、牧場の中を散歩し続けたが、周りの景色が、今までとはまるで違ったもののように感じられた。

心が頭蓋骨の中の脳味噌に宿っているなんて、そんなこと当たり前じゃないか。そんなことを、三十過ぎになるまで知らなかったのか？　そのように言う人もいるかもしれない。

だが、「知る」ことと「感じる」ことは違うのだ。

現在知られている大脳生理学の実験的データに基づいて論理的に考えれば、

(1)　外界にどのような事物があっても、私の脳の中のニューロンがそれに対して発火しなければ、私の心にはその事物の認識は生じない。

(2)　たとえ外界に事物が存在しなかったとしても、私の脳の中のニューロンがあるパターンで発火すれば、そのような事物が見えてしまう。

という二つの命題は、否定することはできないように思われる。特に二番めの命題は、ヴァーチャル・リアリティとして、技術的に実現されつつある。

どんなに雄大な景色が目の前に広がっていても、それを見て、感じている私の心は、脳の中のニューロンの活動に支えられている現象なのだ。ここまでは、知識としては、多くの人が知っていると思う。しかし、このような私たちの心と脳の中のニューロンの活動の関係を知識として持つことと、自分が現に見ている、聞いている、感じている外界の様々な事物が、自分の頭蓋骨の中の脳の中のニューロンの活動に過ぎないということを、リアル・タイムで「感じる」ことは、別の問題なのだ。自分の心が、自分が認識し、感じ、考えることの全てが、狭い頭蓋骨の中に閉じ込められている現象に過ぎないこと、そして、生きている限り、私がある限り、私の心はこの狭い空間の領域に閉じ込められたままだろうということを感じることは、人生観、世界観を変えるほどの衝撃を私たちに与える。

私たちの心の中の表象が、全て脳のニューロンの発火として生じるということを認めることは、必ずしも「私」の外の客観的世界の存在を否定する「独我論」に結び付くわけではない。私の目の前の机も、外の道路を走る車も、彼方の山も、太陽も、銀河系も、おそらくは客観的な物質として存在する。そのことはおそらく否定できないだろう。ただ、確実なのは、そのような広大な世界も、私の心の中に表象として現れる時には、それは、脳の中のニューロンの活動に支えられた現象に過ぎないということなのだ。

私たちは、頭蓋骨の中に閉じ込められつつ、広大な世界と結び付くという、パラドキシカルな存在なのである。このような、私たちの心という存在のパラドックスを解き明かす努力を、脳科学者をはじめとする知的に勇気のある一部の人たちがはじめようとしている。

この本は、心と脳の謎の解明という目的に対する、私のささやかな寄与である。

それでは、心は脳内現象に過ぎないこと、私たちは広大な世界の中の万物の結び付きの中にいることの驚異を見つめつつ、「心」と「脳」の関係を考える旅をはじめよう。

# 第1章

# 心は脳内現象である

## 心も自然法則の一部である

自然科学は、私たちの生活を豊かで便利なものにしてきた。

自然科学は、世界は物質でできており、物質は、客観的な自然法則に従って動くという仮定から出発して、今日の成功を収めた。物質の構成単位を追究していけば、陽子や中性子、電子、さらにはもっと小さいクォークといった素粒子に行き着く。これらの粒子からつくられた様々なシステムは、究極的には、物理法則に従って動いている。それが、今日の自然科学の大前提である。川の水も、空気も、土も、石も、草も、木々も、虫も、鳥も、全ては物質からできている。せいぜい一〇〇種類の原子の組み合わせでできた、自然法則に従う物質なのだ。

私たち人間の体も、例外ではない。私たちの体も、せいぜい一〇〇種類の原子の組み合わせでできた、自然法則に従う物質である。だから、私たちの体の構成単位を突き詰めていけば、やはり、陽子や中性子、電子、さらにはもっと小さいクォークといった素粒子に行き着く。人間の体の形態を形成、制御している約八万の遺伝子の物理的実体も、約三〇億の塩基対からなる化学物質＝DNAだ。DNAを構成するアデニンやグアニンといった化学物質も、また、石や土を構成する分子と同じ素粒子でできている。

人間の脳も、その意味で特別な存在ではない。脳は、約一四〇億のニューロン*と、ニューロンを取り囲む一〇倍ほどの数のグリア細胞*からなっている。一個のニューロンは、数千〜一万個の他のニューロンとシナプスを通して結合する。シナプスでは、一秒間に数十回、神経伝達物質の入った包みが放出されている。この神経伝達物質も、何の変哲もない化学物質だ。

人間の体も脳も、川の水や、空気や、土や、石や、草や、木々や、虫や、鳥と同じように、物質でできており、自然法則に従う物質という視点から見れば、宇宙の中の万物と同じなのである。

だが、人間には、特別な事情がある。動物や植物、様々な自然現象、人間の作った人工的な機械の一部にも存在するかもしれないが、現時点では、私たち人間だけにしか存在することが確認されていない特殊事情がある。

そう、私たち人間は、「心」を持っているということだ。

朝目覚めると、それまで何もなかったところに、「私」の意識が生ずる。意識の覚醒レベルが上がってくるに従って、私の心は、はっきりとした形をとりはじめる。そして、私の心の中には、様々な表象が現れはじめる。

カーテン越しに差し込んでくる朝の日の光。
壁紙のトマトの絵の赤い色。
冷蔵庫の冷却機のブーンという低い音。
時計のカチカチという音。
ふとんの中のぬくもり。
時間と空間の枠組みの中で、「私は今、ここにいる」という感覚。
心地よい空腹感。

これらの表象は、様々な「クオリア」(qualia)*に満ちている。ここに、「クオリア」とは、「赤い色の感じ」や、「ヴァイオリンの音色」など、私たちの感覚を特徴づける独特の質感を指す。これらのクオリアは、従来、客観的な自然法則を構成する上で使われてきた長さ、面積、質量、電荷といった物理的な量とは何の関係もない、それぞれユニークで鮮明な存在感を持っている。私たちの心は、このようなクオリアたちの住まう世界なのである。この点を無視して、私たちの心のあり方を説明することはできない。クオリアは、私たちの心とは何かという問題の中核にあるのだ。

私が目覚め、やがて眠りに就くまで、私の心の中には、様々な表象が現れては消えていく。私たちの人生は、心の中の表象の集合に他ならない。そのような表象を結合する存在として「私」がある。文学や芸術は、このような、心の中に現れる表象を描く。心は、色、匂い、肌触り、味わいなどのクオリアに満ち満ちているのである。素朴に考えれば、私たちの心は、物質とは全く異なる、別の世界の実在であるように思われる。

有史以来、人間は、生活実感としても、あるいは思想の領域においても、心を、物質とは異なる、特別な存在であると思い続けてきた。物質と心の二元論は、ある意味ではとても素直な発想なのだ。私たちは、皆、素朴な二元論者なのである。

今日では、私たちの「心」は、私たちの脳の中のニューロンの活動に伴って生ずる現象であることが、ほぼ確実になっている。そして、その心が宿る臓器、脳は、この世にある様々なものたちと同じように、物質に他ならない。自然科学の立場から言えば、心が物質とは異なる実在であるという素朴な二元論は、否定されなければならない。

では、なぜ、物質に過ぎない脳に、生き生きとした、鮮明な様々な表象が現れては消えていく私たちの心が宿るのか。

ここには、私たち人間がいまだその本質を摑んでいない謎がある。

私たちが知る限り、確実に「心」を持っていると言えるのは、私たち人間の脳だけだ。

もし、私たち人間の脳だけに「心」という特別な性質が宿るのだとすれば、なぜ、宇宙の中の森羅万象の中で、私たちの脳だけが特別なのだろうか。

もし、私たちの脳が特別な存在ではないとすると、宇宙の森羅万象には、それぞれの「心」があるのだろうか。

例えば、サーモスタットには、サーモスタットなりの「心」があるのだろうか。

もし、私たち人間の脳だけでなく、霊長類をはじめとする高等動物の脳には心が宿るのだとすると、なぜ、宇宙の中の森羅万象の中で、これらの脳だけが特別な意味を持つのか。

これらの生物が心を持つに至ったのは、進化の上で、どのような利点があったからなのか。

もし、脳のニューロンの活動に伴って私たちの心が生じるとすると、なぜ、ニューロンの活動はそれほど特別なのか。

工学的な手段で脳と同等の情報処理システムを組み上げることができれば、そのようなシステムにも「心」が宿るのか。
これらの問いには、現時点で誰も答えることができない。
ニュートン以来の自然科学は、

私たち人間は「心」を持っている。

という明々白々な事実を無視して進んできた。今世紀初頭の相対性理論、量子力学という二つの金字塔に結実し、今も進歩を続けている科学は、人間が心を持っていることにはとりあえず目をつぶって、人間を含め、宇宙の中の森羅万象を客観的な自然法則に従う物質として扱うことによって成功しつづけてきた。分子生物学や、神経科学も、人間を構成している物質の性質を調べるというアプローチによって、多くの発見を積み重ねてきた。

今日、私たちは、自然科学を、とりわけ、脳を研究する脳科学をさらに進めようとしたら、脳に宿る心を無視できないところまできてしまっていることに気付きはじめた。脳科学の、次の本質的な前進は、心の問題に正面から向き合わなければ不可能だ。いよいよ、科学が心の領域に踏み込む土壌が熟してきたのである。

私は、私たちの心、その心の中に現れる表象たちも、自然現象の一部であり、その意味で、自然法則に従っていると考えている。なぜならば、私たちの心は、私たちの脳の中のニューロンの発火という物質的プロセスに伴って生じる現象に過ぎないからだ。研究の対象が心になったからといって、科学が、急に神秘主義に陥ることはないと考えている。主観と客観の区別は、実は絶対的なものではなく、主観が客観に還元されてしまう、そのような視点があると考えている。

つまり、スローガン的に言えば、

心も自然法則の記述の対象となる、自然現象の一部である。

ということなのである。

私たちは、心を自然科学の対象から分離することの裏返しとして、心を、あたかも自然科学の対象となる物質とはカテゴリーの異なる、いわば「治外法権」を持つ存在であるかのようにみなしてきた。これが、先に私たちはみな素朴な二元論者だと言った意味である。しかし、神経科学の発達により、私たちの心の中の表象は脳の中のニューロンの活動に伴って生じることが疑い得ないものになってきた今、私たちは、心を二元論の檻《おり》から解放して、自然現象の一つとして正面からとらえなければならない。

ただ、心を研究の対象にするためには、自然法則を発見していく上での考え方や手法において、従来のパラダイムから脱却する必要がある。また、心を自然現象としてとらえるということは、「自然」や「自然現象」という言葉で意味することの範囲を、従来意味してきたものから広げなければならない。私たちの心の謎を解明するということは、そのような私たちの心を内包している「自然」について、全く新しい視点を獲得するということにもなるのである。

## なぜ、心の科学が誕生しないのか？

脳科学の現状を見る時、実験的アプローチにも、理論的アプローチにも、重要なことで欠けているものがある。それは、「心」の内容に直接迫るアプローチがないということである。

脳について書かれた最近の本の中には、そのタイトルの中に「心」や「意識」という言葉が入っていることが多い。脳が、心の宿る臓器であることを考えれば、「心」や「意識」が脳に関する本の主要なテーマになることは、むしろ当然である。脳科学の専門家によって書かれた本に対して一般の人々が期待することは、一体「心」が脳の中の物質的過程からどのように生まれてくるのかを説明してくれるか、あるいは説明の糸口を与えてくれるかに尽きるだろう。しかし、実際には、このような本の内容は、脳の中のニューロンのネットワークの振る舞いを、物質として記述したものが多い。「心」や

「意識」の問題は、本来の物質としての脳の記述ではとらえ切れない問題であるはずなのに、それは、行間に示唆されているか、あるいは、ごく短く、素っ気無い記述があるだけである。

典型的なのは、延々と物質としての脳の振る舞いに関する記述があって、最後に「心」や「意識」についての短い章で、お茶を濁しているという形式だ。しかも、その内容と言えば、「心や意識は難しい、だが、物質としての脳の振る舞いを研究していけば、いつかは心や意識を理解するために必要なデータがそろうだろう」といった、煮え切らないものばかりだ。つまり、心の問題は、「さしみのツマ」として扱われているのである。本来、問題の大きさから言えば、心の問題の方が「さしみ」であるべきなのだが、現在のほとんどのアプローチは、脳の物質としての振る舞いの方が「さしみ」であって、心の方は「ツマ」に過ぎないのである。このような、脳について書かれた本の傾向は、そのまま脳に関する研究の現状を表している。

ジェームズ・ワトソンとともにＤＮＡの二重らせん構造を発見し、その後アメリカのカリフォルニア州のソーク生物学研究所で研究を続けたフランシス・クリックは、意識の問題にフルタイムで取り組んでいると公言していた（二〇〇四年死去）。カリフォルニア工科大学のクリストフ・コッホと書いた幾つかの論文の中で、クリックは、に対応するニューロンの状態」を問題にした。クリックとコッホの仮説で一番有名なのは、前頭前野に直接投射している脳の領野のニューロンの活動しか、意識の内容にならないとするものである(クリックとコッホの仮説については、第4章、第5章で「主観性」の問題を議論する時に、詳細に論じることになる)。

クリックとコッホの研究は、「正統派」の立場から心や意識の問題を直接研究している数少ない例の一つだった。彼らが、意識に対応するニューロンの状態を問題にしているアプローチは、とても「筋の良い」ものだと言うことができるだろう。この本で一貫して論じるように、私たちの意識、心の働きは、全て、私たちの脳の中のニューロンの働きだからである。従って、クリックやコッホが提案しているように、意識の様々な状態に対応するニューロンの発火が何であるかを探究することは、意識に対して科学的にアプローチしようとする時に、まず最初に行うべきことである。クリックとコッホは、神経科学の研究者社会の中で「中枢」に属しており、このような中枢の研究者が意識や心の問題に真剣に取り組みはじめたことは注目して良い。

クリックやコッホのような少数の例外を除いて、現状で、心が従来の意味での客観的な科学の対象になり切っていない、決定的な理由が二つある。これらの理由をもう一度確認しておくことは、今後の議論を理解する上で、役に立つだろう。

第一の理由は、現状では、人間の「心」の内容を、直接測定する方法がないということだ。

視覚心理学では、人間の「心」の内容を問題にする。客観的にどのような物理的刺激が入っているかだけでなく、その物理的刺激が、主観的にどのように見えているかということを問題にするのである。

例えば、**図1・1**は、有名な花瓶と人の顔の両義図形である。物理的刺激としては、

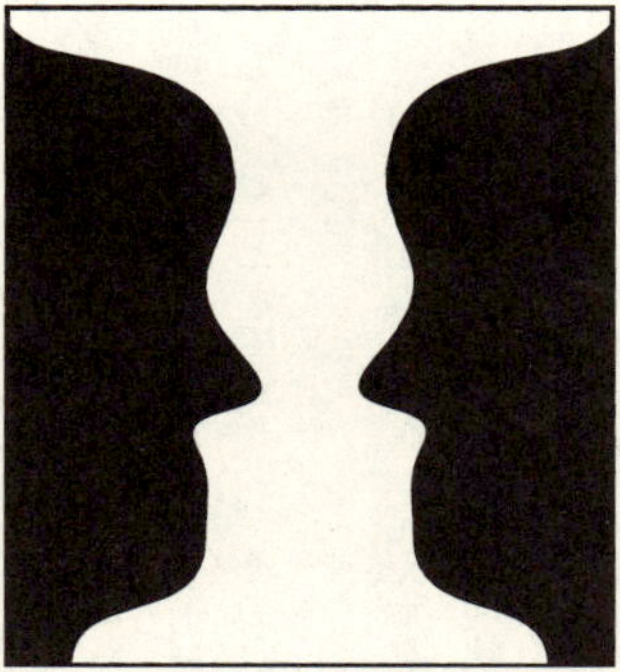

**図1・1　花瓶と人の顔の両義図形**

中央に白い領域があり、それを両側から黒い領域が挟み込んでいるある特定の「形」があるだけである。しかし、私たちの心の中では、真ん中の白い領域が花瓶に見えたり、両側の黒い領域が顔に見えたりする。「花瓶」か「顔」は、ある瞬間にはどちらか一方しか見ることができない。そのような主観的な「見え」が、時間の経過とともに切り替わっていく。

このような視覚的な「見え」を研究しようとしたら、両義図形を観察している人の何らかの反応に頼るしかない。現状では、ある瞬間に、「花瓶」が見えているか、「顔」が見えているか、その心の状態を直接測定することはできない。例えば、「花瓶」が見えている間は、ジョイスティックを右側に、「顔」が見えている間は、ジョイスティックを左側に倒すように指示しておく。こうすれば、ジョイスティックの動きを通して、「花瓶」が見えていたのか、「顔」が見えていたのかを知ることができる。実際、視覚心理学の実験では、このような手続きを通して、主観的な「見え」を研究しようとするのである。しかし、このような実験手法は、主観的な「見え」自体に直接迫るものではない。私たちの心の中で、「花瓶」が見えている時、「顔」が見えている時の「見え」自体は、被験者にしか分からないのである。そもそも、被験者がコントロールするジョイスティックの動き自体の持つ情報量は「0か1か」、すなわち一ビットに過ぎない。実験をする人は、単に、自分が両義図形を見ている時にも「花瓶」と「顔」が交代して見えたという内的経験を基に、ジョイスティックの一ビットの情報を、「花瓶が見えている」、「顔が見えている」というように「解釈」しているだけなのである。主観的な「見え」自体は決して直接把握できず、間接的な証拠から類推するしかないのは、例えば被験者に「今は顔が見えている」、「今は花瓶が見えている」というように言葉で報告させたとしても同じことである。

将来的には、放射性同位体からのシグナルや、脳内の微小電磁場の変化を通して、生理的活動レベルの変化を探るＰＥＴ*（Positron Emission Tomography）やｆＭＲＩ*（functional Magnetic Resonance Imaging）のような非侵襲計測の手法が進み、脳内のニューロンの活動パターンのデータが詳細に得られるかもしれない。その結果、「この活動パターンの時は花瓶が見えている」、「この活動パターンの時は顔が見えている」ということが言えるようになるかもしれない。その場合には、ジョイスティックや、言葉を通しての類推とは別のルートを通って、主観的な「見え」と関連していると思われる脳の活動に関する客観的なデータが得られることになる。実際、現時点では予想もつかないような画期的なパラダイムの変化がない限り、脳科学に期待できることは、

ある脳の活動状態 ⇕ ある心の状態

という対応関係をつけることだけなのである。このような枠組みが用意された後は、脳のニューロンの活動状態を計測するのに必要な時間的、空間的分解能はどの程度か、それを実現するにはどのような装置を使えば良いかという技術論になる。

もっとも、私たちは、その気になれば、自分自身の心を毎日毎日観測し、それについて思いを巡らす機会に恵まれている。私たちは、実は、一人一人が「素朴な脳科学者」だと言っても良いのである。

現状では、心の内容を客観的に観察できないことは事実だ。しかし、一方では、私たち一人一人は、自分の心の中に起こる表象については熟知している。私たち一人一人の心の中に生起する表象の豊かで有機的なダイナミズムを説明することが、心を対象にした科学の最終目的である。たとえ、人間の心の内容は直接的に観測できないとしても、このある意味では致命的な障害を乗り越える方法論、考え方を工夫していかなければならない。そうでないと、「心の科学」は永遠に成立しない。現状では、人間の「心」の内容を、直接的に測定する方法がないことは事実であるが、だからと言って、「心の科学」を成立させることを諦めてはならないだろう。

## 心は存在するのか？

心が科学の対象になり切れない第二の理由は、自然科学が研究の対象とする世界において、そもそも「心」とは何かという、「心」という実在の位置付けがはっきりしていないからである。

脳が、心の宿る臓器であること、この点についてはほぼ間違いがない。私たち人間に心があること、これこそが、私たち人間の存在において一番本質的なことであること、これも間違いない。脳死は、心の死だからこそ、人の死だと見なされるのであり、脳を研究することは、すなわち、心を研究することでもあるはずだ。しかし、現状では、脳科学は、実験的にも理論的にも、「心」を直接問題にすることなく、物質としての脳の属性を研究しているに過ぎない。

なぜ、明らかに重要な問題である心を研究しないのか。

そもそも、なぜ、心に言及することなく、脳を研究することが科学的な立場として可能なのか。

これらの問いに対する答えは、現在のところ心は、脳の中のニューロンの発火に伴って生じる随伴現象*だと見なされているという点にある。あるニューロンの発火パターンが脳の中に生じた時、それに対応する心の中の表象は一つに決まる。私たちの心の中に、どのような表象が生じているかを決定するためには、どのようなニューロンの発火パターンが存在しているかという情報だけで必要にして十分だということになる。これが、「認識のニューロン原理」*である（第2章参照）。

心がニューロンの発火の随伴現象であるということは、別の言い方をすると、心は、能動的な役割を果たしていないということである。私たちは、「私の心が私の体をコントロールしている」という素朴な実感を持っている。ノーベル生理学医学賞を受賞した大脳生理学者ジョン・エックルズは、晩年、二元論的な、「心が脳をコントロールしている」というモデルを提出した。ある意味では、エックルズのモデルは、私たちの素朴な実感と合っている。しかし、心はニューロンの発火の随伴現象に過ぎないという通説の立場に従えば、心は、エックルズの言うような能動的な役割を果たしてはいないということになる。

もちろん、たとえ「心」が随伴現象に過ぎず、「心」は何の能動的な役割も果たさないとしても、それは「心」が科学的研究の対象にならないということを意味するわけではない。脳の中にあるニューロンの発火パターンが形成された時、ある特定の表象が心の中に生ずるということは、その対応関係を決定している何らかの法則性があるということになる。ニューロンの発火パターンと心の中の表象の対応関係を記述する法則は、何らかの宇宙の秩序を表すことになるので、自然科学の対象になりうるわけである。

しかし、一方で、「心」が随伴現象だということは、「心」という属性を考慮に入れなくても、脳の中のニューロンの振る舞いを物質として記述することはできるということになる。例えば、電子の振る舞いを記述する時に、電磁場の存在を無視することはできない。なぜならば、電子の物質としての振る舞いは、電磁場によって影響を受け、その軌跡は、電磁場の存在によって変化するからだ。一方、「心」が随伴現象であるということは、「心」があってもなくても、脳の中のニューロンの振る舞い、その発火パターンは変わらないということになる。私の心の中に「赤いものを見た」という感じが成立しようが、しなかろうが、私の脳の中のニューロンの発火の時間的変化は同じである。だとすれば、ニューロンの発火の時間変化を問題にしている限り、私の「心」の存在は、考慮する必要がないと結論される。ニューロンの発火パターンを物質として記述するためには、ニューロンとニューロンの間のシナプスの結合強度、そこにおける神経伝達物質のやりとりなど、脳を純粋に物質として調べれば必要にして十分であって、そこに「心」が宿っても、宿らなくても、ニューロンの発火のパターンを予測するモデルに変化はないということになるのである。

つまり、自然科学の問題としては、

「心」の存在を考慮に入れないと、脳の中のニューロンの振る舞いは記述できない。

ということにならない限り、「心」という概念をモデルの中に入れる必然性がないことになるのである。

このように、「心」＝随伴現象という位置付けと、「心の科学」がなかなか進まないこととは、深いところで関連しているのである。

では、そもそも、心は、果たして本当に随伴現象なのか？

それとも心は、本当は能動的な役割を果たしているのか？

実は、この問いこそが、心脳問題が最終的に直面しなければならない問いである。なぜ心が進化の過程で生まれてきたのかといった問いに答えようと思ったら、むしろ、心が能動的な役割を果たしていると考える方がリーズナブルである。ただ、そのような、心に能動的な役割を与える理論的モデルを形成することが、現時点では難しいだけだ。現在のところ、私も、「心は随伴現象である」という通説に従っている。しかし、本当のところは、心が随伴現象に過ぎないのか、それとも、能動的な役割を果たすのか、それは答えのまだ出ていない疑問なのである。

## 心に見えるもの、心に見えないもの

私たちの心は、私たちの脳の中のニューロンの活動に伴って生まれている。私たちの心に見えるものは、ニューロンの発火に支えられている。これが、心の随伴現象説である。

一方で、私たちの脳の中のニューロンの活動のうち、私たちの心に見えないものがある。ニューロンの活動のうち、どの範囲のものが見えるもので、どの範囲のものが見えないものかを分けるメカニズムは、脳の機能を考える上でとても重要な問題であり、この本の主なテーマでもある。実際、私たちは、「心に見えるもの」と「心に見えないもの」がどのようなメカニズムによって支えられているかを議論する過程で、クオリア（質感）と並んで、私たちの心を理解する上で欠かせない概念に到達することになる。

心に見えるもの、心に見えないものとは、普通の言い方をすれば「意識」と「無意識」である。だが、「意識」と「無意識」という言い方は、抽象的だ。また、あまりにも、手あかが付いている感がある。私にとっての、私自身を含むこの宇宙が、「心に見えるもの」、「心に見えないもの」という二つのカテゴリーから出来ていること、「心に見えるもの」が、「私」の範囲を決定していること、そして、私の一部である「心に見えないもの」のニューロンの発火によって、私の「心に見えるもの」は支えられているらしいこと。このことの驚異を、もう一度深く味わってみるべきだと思うのである。

ここで、「心に見えるもの」という言葉は、視覚だけを表しているのではなく、私たちの心の中に現れ、私たちがその存在に気付き、注意を向け、記憶することのできる全てのものを指している。従って、視覚だけに限らず、聴覚、触覚、嗅覚、味覚などの様々な感覚をはじめ、私たちが心に思い浮かべる様々なイメージ、さらには、数や言葉といった、抽象的な概念も、「心に見えるもの」の中に含まれている。従って、ここで言う「心に見えるもの」は、「心で感じるもの」である。

私たち人間は、五感という感覚のモダリティ（類型）を持っているが、実際には、視覚系が中心である。人間の大脳皮質のうち、後ろのほぼ半分の領野は、視覚情報を解析する機能に特化した部分である。だから、「心に感じられるもの」と言うよりは、「心に見えるもの」と言う方が、直感的に分かりやすいという面がある。

先にも書いたように、私たちの心に見えるものは、様々な表象、それを構成する様々なクオリアからなっている。例えば、「トマトの赤い色」、「沢庵漬けの歯ごたえ」、「薔薇の香り」といった、私たちの感覚に付随する独特の質感がクオリアである。

私たちは、外界に、確固とした、客観的な「世界」が存在すると考えがちである。そして、そのような客観的存在としての外界を、目を通して、私たちというスクリーンに投影しているのだと考える。ところが、本当は、自分の「心」の中に現れる様々な表象、そのクオリアを通して外界を見ているだけなのかもしれない。私の心の中には、見る、聴く、触れる、嗅ぐ、味わうという、五感の働きに伴う様々なクオリアが現れては消えている。このような五感だけでなく、五感には分類できないような、微妙な質感に満ちた様々な表象が私たちの心の中には住んでいる。それらを通して、私たちは世界を、そして自分自身を把握している。このように考えると、私たちは、外界を「見ている」というよりは、心に住まう様々な表象を通して「感じている」と言った方が正確であるように思われる。

私たちは、私たちの心の中にあるクオリアを通して、私たち自身を、そして私たちの外に広がる広大な世界を「感じている」のである。つまり、心に見えるものは、クオリアからできている。

ということができるのである。

私たちは、皆、心を持っている。心は、先に挙げたような、様々な独特のクオリアが住まう世界である。一方、今日、私たちは私たちの心が脳に宿るものであることを知っている。そして、脳は、複雑ではあるが、様々な化学物質からできた複雑な機械、つまりは物質に過ぎないことも知っている。つまり、物質でしかない脳に、私たちの心、その中の様々なクオリアが宿っているわけであり、これこそが、心脳問題の核心、最大の驚異なのである。

個々のクオリアの性質や、二つのクオリアの間の違いなどは、言葉やシンボル、数といった、従来の科学で用いられてきた記述の道具では表し切れない側面を持っている。例えば、「赤い色」の「赤い感じ」を言葉で言い尽くすことは不可能だ。また、「赤い感じ」と、「青い感じ」の違いを数量化することは不可能だ。確かに、光の波長の差は数量化できる。しかし、私たちの心の中に異なる光の波長の刺激入力に応じて生まれる色のクオリアは、数量化することができない。だからこそ、クオリアは心脳問題の重要テーマであると考えられてきた。そのため、様々な哲学者が、クオリアに関係する概念を議論している。

イギリスの哲学者であり、数学者でもあったホワイトヘッドは、物理学の法則に従う物質的世界と、夕日の赤い色、水の冷たさが、全く異なる性質を持っていることを、「二つの自然の分裂」と呼んだ。

ドイツの現象学哲学の大家フッサールの言う「本質直感」や、フランスの哲学者であるベルクソンが唱えた、意識における、「心に直接与えられているもの」（直接所与*）は、ここで言うクオリアに近い概念を問題にしている。

そして、近年「クオリア」という概念を心脳問題の表舞台に登場させる上で大いに貢献したアメリカの哲学者デイヴィッド・チャーマーズは、クオリアこそが、心脳問題における「難しい問題*」（ハード・プロブレム）であるとしている。

もっとも、あの哲学者がどう言った、この哲学者がどう言ったという議論をあまりしても仕方がない。先にも書いたように、私たち一人一人は、「素朴な脳科学者」でもある。私たちの心の中で起こることは、私たち一人一人がいちばん良く知っているからだ。

まずは、心の中に浮かぶ、「赤の赤い感じ」、あるいは、「水の冷たい感じ」とじっくりとつき合ってみて、そのような表象が、物質である私たちの脳のニューロンの活動に伴って生じていることの驚異に思いを致してみよう。職業科学者であれ、哲学者であれ、一般の人々であれ、脳と心の問題に対する探究は、そのような個人的な思索からはじまる。

## コーラとミルクを間違えて飲む

ここで、クオリアとは何かということについて、もう少し突っ込んで議論しておこう。クオリアは、これ以上分割できないという私たちの心の中の表象の構成要素である。その意味では、とても原始的な質感である。

クオリアを巡ってしばしば見られる誤解は、クオリアそのものの性質が、社会的、文化的な文脈によって変化するとか、どのような言葉のラベルを付けるかによって変化するという考え方である。

カナダやアラスカのイヌイットは、白い色に対応する言葉を多く持っているという。イヌイットたちは、一年中雪に囲まれて暮らしているため、雪の色の様々な変化に対応する言葉を発達させたらしい。温帯に暮らす日本人が単純に「白」と片付けてしまう色の中にも、様々な言葉の区別がある。

しかし、このような、言葉のラベル付けの体系の違いは、必ずしも、イヌイットと日本人の間で、心の中で見る白い色のクオリアのレパートリーが異なることを意味してはいない。

実際には、日本人が「白」というラベルを貼っている色には、微妙な色彩の変化がある。ただ、私たちは、そのような変化する色のそれぞれに、別の言葉のラベルを用意しないだけのことである。つまり、日本人は、イヌイットと同じように、「白」の内部で微妙に異なるクオリアを区別することができるのだが、それらのクオリアに、異なる言葉のラベルを付けないだけのことなのである。

そのことは、例えば、心理物理学的に見た白い色の識別能力を、日本人とイヌイットの集団で比較してみれば分かる。二つの色の領域を並べておいて、それらの間に差を認めるためには、物理的にどれくらいの光の波長構成《スペクトル》の差がなければならないか、その閾値を実験によって求めれば良いのである。おそらく、それほどの差はないはずだ。つまり、日本人とイヌイットで、白い色のクオリアのレパートリーには差がないのである。ただ、言葉のラベルの網の目が日本人は粗く、イヌイットは細かいというだけだ。イヌイットと日本人の差は、共通の白いクオリアのレパートリーをどのような言語的ラベルの体系に組み込むかという、社会的、文化的なプロセス、履歴に依存するのである。

クオリアは、社会的、文化的な文脈に置かれたり、言葉などのラベルを付けられたりする以前の、私たちの感覚の持つ独特の原始的な質感である。このような独特の質感が結び付けられ、関連付けられることによって、私たちの心や、思考は成立している。そのようなクオリア間の関係を考えると、今度は、クオリアの集合の構造や、その間の階層性なども考えなくてはならなくなってくる。だが、大切なことは、クオリアそのものは、そのような関係性や階層性の成立以前の、感覚の一つ一つの原始的な質感を指すのだということを理解することである。

クオリアが、これ以上分割できないというくらいの原始的な質感を指すことを理解するために、私自身の経験から、次のような例を挙げたい。

ある時、私は、部屋の中で、ソファに座ってビデオを見ていた。

その映画はとても面白く、私は夢中になって見ていた。

時折、ほとんど無意識に、私は、ソファの前に置かれたテーブルの上のグラスの中のコーラを飲んだ。私の関心は、ビデオの方に向けられていたので、

口に含んだ時に舌の上で弾け、飲み込んだ時に咽をくすぐる炭酸の感触。
コークスのような滑らかさのある黒い色。

飲み込んだ時に口蓋の上側に残るほのかな甘味。

など、コーラを特徴づけるクオリアの数々に、私の意識はほとんど向かっていなかった。私は、コーラの味にほとんど注意を払わないで飲んでいたわけであるが、一方で、自分が時折飲んでいる液体がコーラであることは無意識のうちにちゃんと認識し、それを確認していた。

何回めかに私がグラスの中の液体を飲み干した時である。突然、私の口の中に、何か得体の知れない味と香りが広がった。私は、それが何なのか全く把握できなかったので、パニックに陥った。人間の体は、何か把握できないものを口に含んでしまった時には、拒絶反応を起こすようにできている。毒などを飲み込んでしまっては大変だから、とりあえず何か分からないものを口に含んでしまった時には、「違和感」を感じ、それを飲み込まないようにするような反応がある。私の体は、そのような拒絶反応を起こしたのである。私は、口に含んだ液体を吐き出したい強い衝動にかられた。

約二、三秒の時間をかけて、私は、徐々に、口の中に広がっていた得体の知れない味と香りが、ミルクの味と香りであることに気が付いていった。口の中にあるのが、ミルクだと分かるにつれて、私の心のパニック状態は収まっていった。

私は、コーラを入れたグラスの横にたまたま置いてあったミルクを飲んでしまったのである。

もちろん、私がミルクを飲んだのは、この時がはじめてではない。ミルクの味と香りには、子供の頃から親しんできている。私が、この時、口に含んだ液体の味と香りがミルクのそれだとすぐに分からなかったのは、私が、私の口に入るものはコーラだと期待していたからだ。もし、飲んだものが期待通りにコーラだったら、私は、口に含んだ液体の味と香りがコーラのそれだと、すぐに同定できただろう。しかも、その同定を、ほとんど無意識のうちに行っていただろう。だが、私の持っていた味と香りに対する期待と、実際に口の中に入ってきた味と香りが一致しなかったために、私はそれを同定できず、パニックに陥ったのである。

さて、私が、口の中に入った液体の味と香りがどのような物質のそれか分からないで、パニックに陥っていた時、私が心の中に感じていた味と香り、それが、純粋なミルクの味と香りのクオリアなのである。つまり、クオリアは、それにどのような言葉のラベルが付けられるかにかかわらず、それ自体として自己同一性*が成立し、完結しているのだ。私がパニックに陥っていた時に感じていたミルクの味や香りと、それがミルクであると分かった後に「ミルクのものとして認識された」味と香りは、基本的に同じものなのである。

図式的に書けば、ミルクをミルクと意識して飲み、すぐにミルクの味と香りだと同定できた時には、私の心の中には、

（ミルクの）味のクオリア ＋ （ミルクの）香りのクオリア ＋
ミルクだという認識

が成立しているわけであるし、ミルクが口に入るとは期待していなかったために、すぐには味や香りが同定できなかった時には、私の心の中に、

（ミルクの）味のクオリア ＋ （ミルクの）香りのクオリア ＋
何の味や香りか分からず、パニックに陥っている状態

が成立していることになるのである。

クオリアは、社会的、文化的な文脈に組み込まれる前、言葉のラベルが付加される前の、原始的な感覚を指すのであって、これらの「後から付加されるもの」によってその

属性が決定されるのではないのである。

私たちの心の中の全ての表象は、クオリアという単位からできている。例えば、薔薇が心の中に見えている時、それは、色や、テクスチャ、形、香りといったクオリアの集合体である。赤のクオリアは、それが、薔薇のイメージに組み込まれようが、トマトのイメージに組み込まれようが、要素としては同一の属性を持っている。ミルクの味のクオリアは、それが、ミルクという認識、「ミルク」という言葉のラベルと結び付けられるかどうかにかかわらず、同じ属性を持っている。このように、心の中の表象の最小構成単位として機能しているクオリアが、どのように脳の中のニューロンの発火から生まれてくるのかが、第2章、第3章のテーマになる。

最後に、クオリアと並んで、この本の議論の中心テーマになる問題について簡単に触れよう。

「心」を問題にする時は、それが、「誰の」心なのかが本質的な問題である。「心に見えるもの」を問題にする時には、「誰にとっての」心に見えるものかということが本質である。「私にとって」心に見えるものは、「彼にとって」心に見えるものではない。逆に、「彼にとって」心に見えるものは、「私にとって」心に見えるものではない。「心」の問題は、少なくとも一つの観点において、普通の自然科学の問題と本質的に異なる。それは、「誰にとって」という視点を指定しない限り、「心」も「心に見えるもの」も、定義できないということである。そもそも、誰の視点から見ても共通して「ああ、あれは心だ」というようなものはない。「富士山」は、誰が見ても富士山だが、「心」はそうではないのである。

「心」は、それぞれの人間にとっての「私の心」でしかない。つまり、「心」を科学の対象にしようとしたら、実は、「私」という視点そのものも、何らかの形で科学で記述できるものにしなければならないのである。例えば、ある人の脳の中のニューロンの活動を完全に観測できたとして、そのようなニューロンの発火の集合から、どのようにしてその人にとっての「私」という視点と、「私の心」の中の様々な表象が成立してくるのか、そのロジックを何とかして記述しなければならない。これはすなわち、「私が私であること」という、「主観性*」の問題になる。この本のテーマは、「クオリア」と「主観性」である。すべての議論は、この二つの概念を核として展開していくことになる。

主観性の問題は、第4章以降の議論の中心テーマとなる。「主観性」を巡る一連の議論は、第8章で、クオリアと並んで私たちの心を理解する上で本質的なある概念を提出することで、結実することになるだろう。

# 第2章　脳の中の相対性理論

## 「私」はニューロンの塊に過ぎない！

私の心に見えるものは全て、私の脳の中の物質的過程に伴って生ずる随伴現象に過ぎない。

これが、多くの神経科学者が、現時点で人間の心について持っている仮説である。心が、脳の中の物質的過程に伴って生じてくる随伴現象であるということは、心の中にどのような表象、クオリアが、どのようなタイミングで生じてくるかということを決定するために、脳の中でどのような物質的過程が生じているかを知れば必要にして十分であるということになる。クオリアは、私たちの心を構成する最小単位である。クオリアが集まって私たちの心の中の表象ができる。例えば、「赤」の質感はクオリアであり、「赤のクオリア」の空間的な集合が作る「薔薇」のイメージは表象である。

ここで、重要なことは、脳の中の物質的過程の全ての側面が、私たちの心の中の表象として現れてくるのではないということである。

脳の中にあるのはニューロンだけではない。例えば、グリア細胞は、脳の中にニューロンの一〇倍の数が存在している。グリア細胞は、ニューロンとニューロンの間を電気的に絶縁するという重要な役割を果たしているだけでなく、ニューロン内の細胞代謝過程を補助する機能を担うなど、脳というシステムの中で必要不可欠な役割を果たしている。しかし、現在までの神経生理学的な知見を総合する限り、グリア細胞の活動そのものは、私たちの心の中の表象としては現れてこない。

ＰＥＴ*でモニターされるのは、脳の中の血流量の変化である。言語活動を行っている時は言語野が特に活発に活動し、血流量が増加する。音楽を聴いている時は、聴覚野が特に活発に活動し、血流量が増加する。しかし、血流量の変化自体が、直接私たちの心の中の表象の変化として現れるわけではない。

一つ一つのニューロンの中では、様々な生化学反応が起こっている。例えば、細胞の核にある遺伝子のＤＮＡからＲＮＡへの転写を制御する生化学反応のネットワークには、多くの酵素が絡んでいる。細胞内の物質の能動的な輸送には、マイクロチューブル*（管状構造のたんぱく質）と、それに関連したキネシンやダイニンといったたんぱく質が関与している。しかし、これらの生化学反応が、そのまま直接私たちの心の中の表象として現れてくるわけではない。

現時点では、脳の中で進行しているあらゆる物質的過程のうち、ニューロンの発火だけが、私たちの心の中の表象として現れてくると仮定するのが、実験的事実と適合する。私たちの心の動きを支えているのは、大脳皮質を中心とするニューロンの発火なのである。このように仮定するのは、脳の中の情報処理が、お互いに結合し合ったニューロンのネットワークを興奮（アクション・ポテンシャル）が伝わっていくことによって行われているらしいこと、私たちの記憶が、ニューロンとニューロンの結合のパターンとして定着されているらしいこと、また、アクション・ポテンシャルがニューロンからニューロンへ伝わっていくのに必要な時間のスケール（数十ミリ秒から一〇〇ミリ秒）が、私たちの心の中の表象が変化する時間のスケールと一致することなど、様々なデータと整合性を持つからである。

フランシス・クリックは、その著書『ＤＮＡに魂はあるか――驚異の仮説』（*The Astonishing Hypothesis*）の中で、次のように述べた。

驚異の仮説の内容は、「あなた」という存在は、あなたの喜び、悲しみ、あなたの人生の記憶、あなたの野心、「あなたがあなたである」という個人のアイデンティティ、そして自由意思までもが、あなたの脳の中の神経細胞とそれに関連する分子の振る舞いに過ぎないということである。ルイス・キャロルの童話の中のアリス風に言えば、「あなたはニューロンの塊に過ぎない」のだ。

クリックの言う「驚異の仮説」は現代では一つの常識になっているのである。

## なくてはならないニューロンの発火

私たちの心が、脳の中のニューロンの発火に伴って生ずる随伴現象に過ぎないことを、科学的仮説として言い表したのが、「認識のニューロン原理」*である。「認識のニューロン原理」は、ケンブリッジ大学の神経生理学者ホラス・バーローが一九七二年に雑誌『パーセプション』に発表した仮説である。

バーローの「認識のニューロン原理」を現代風に表現すると、次のようになる。

私たちの認識は、脳の中のニューロンの発火によって直接生ずる。認識に関する限り、発火していないニューロンは、存在していないのと同じである。私たちの認識の特性は、脳の中のニューロンの発火の特性によって、そしてそれによってのみ説明されなければならない。

認識のニューロン原理は、神経科学の現在の知見に照らしておそらく疑い得ない原則であり、本書の以下の議論は、この、認識のニューロン原理に基づいて進めていく。

認識のニューロン原理を基本的な出発点として採用する上で、幾つかの点について確認しておこう。

まず、脳の中の全ての物質的過程の中で、なぜニューロンの発火だけが私たちの「心」にとって特別な意味を持つのかという疑問が生ずるのは当然である。この疑問に対しては、現時点では最終的な解答はない。実験的事実が、そのような命題を支持しているというだけである。ただ、以下の二つの点に注目しておく必要がある。

まず第一に、ニューロンの発火は、「起こるか起こらないか」(all or nothing) の現象であるということである。ニューロンが発火に至るためには、細胞膜の電位が、休止状態 (休止膜電位) から、活動状態 (活動膜電位) を起こすのに十分な閾値まで上昇しなければならない。このような電気化学的現象が起こるためには、細胞膜に埋め込まれているたんぱく質のチャンネルを通して、イオンが流入、流出する必要がある。チャンネルを通してイオンの流れを引き起こすのは、神経伝達物質が、膜のレセプターに結合するというプロセスである。このように、ニューロンの発火に至るプロセスは、様々な化学的、物理的現象から成り立っているが、それらは全て連続的に変化する「アナログ」の現象である。一方、ニューロンの発火自体は、「起こるか起こらないか」の「デジタル」の現象である。様々な連続的に変化する現象が加算され、ニューロンの発火に至って、はじめて「起こるか起こらないか」のイベントになるのである。ここに、ニューロンの発火が特別な意味を持つ第一の理由がある。

第二に、ニューロンとニューロンの相互作用は、シナプス*における神経伝達物質を通して行われるが、このような相互作用は、シナプスの前側のニューロンが発火しない限り起こらないということである。

ニューロンの発火は、その影響がシナプスを通して他のニューロンに伝わり、他のニューロンの新たな発火を生み出してはじめて意味を持つのである。後に見るように、私たちの心の中の表象を構成する基本要素であるクオリアも、ニューロンの発火の相互作用から生じると考えられる。つまり、ニューロンの発火は心的現象の基礎となるニューロンとニューロンの間の相互作用を引き起こすからこそ、脳内の全ての物質的過程の中で特別な意味を持つようになる。脳の中の情報処理プロセスという観点から見ても、また、心の中で生ずる表象という観点から見ても、孤立したニューロンの発火は、意味がない。ニューロンは、発火することによってはじめて孤立した存在であることをやめて、ニューロンのネットワークの中で様々な関係性を持つに至るのである。

ニューロンの発火だけが私たちの「心」を考える上で重要な役割を負っているということを認めたとしても、さらに次のような問題点がある。

例えば、脳のある部位では、ニューロンが普段何の信号も来ない時には発火していて、信号が来ると、かえって発火の頻度が低下することがある。このような振る舞いは、普段は抑制性シナプスを通してシナプスの後側のニューロンに抑制をかけていて、信号が来た時にだけ抑制を外す、「脱抑制」を行うニューロンに見られる（**図2・1**）。この時には、ニューロンが発火することではなく、ニューロンが発火しなくなることで、意味のある情報を伝えているのである。

しかし、このことは、ニューロンが発火しなくなることによって、私たちの心の中にある表象が生じるということを意味するのではない。ニューロンが発火しなくなることは、「ニューロンの発火というイベントが起こらなくなること」を意味する。では、私たちの心の中の表象が、ニューロンの発火というイベントの不在によって引き起こされるかというと、そのようなことはなさそうである。あくまでも、心の中の表象そのものは、ニューロンの発火によって引き起こされていると考えるべきなのである。実際、ある情報の存在がニューロンの発火頻度の低下、及びそれに伴う脱抑制によって伝えられ

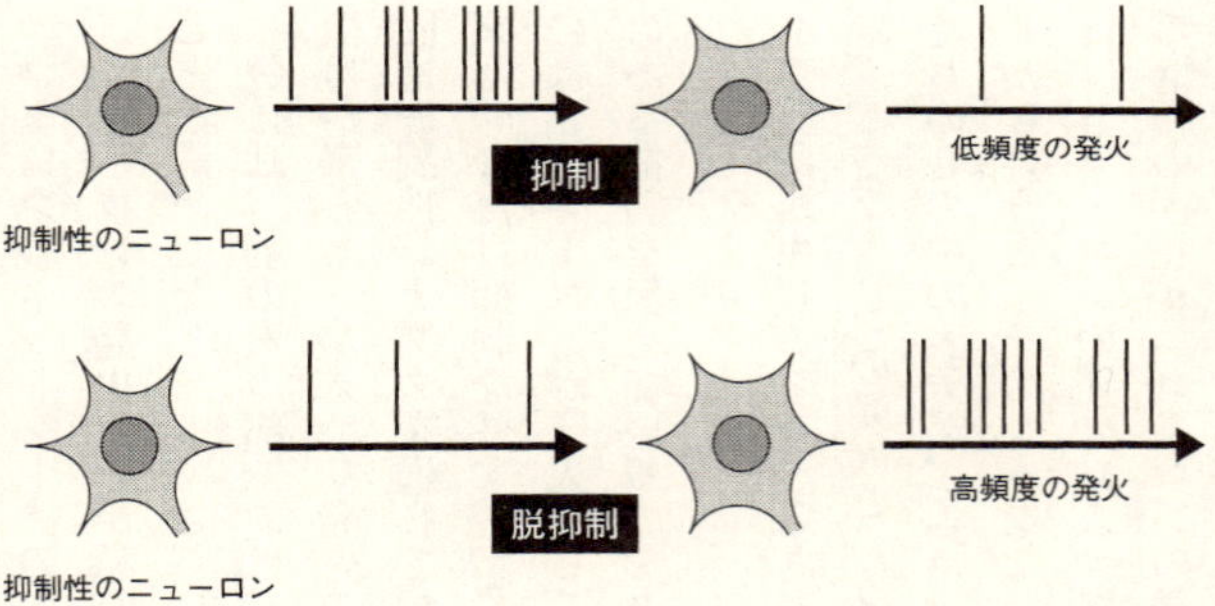


**図 2・1　脱抑制をするニューロン**
シナプス前側の抑制性のニューロンの発火頻度が低下した時に、シナプス後側のニューロンの活動が活発になることがある。これを、脱抑制という。脱抑制は、例えば、大脳基底核において見られる。

ている場合でも、そのようなニューロンの発火頻度の低下という事象自体は、私たちの心の中の表象としては現れないと信じるべき理由がある。

例えば、小脳、大脳基底核などの脳の運動関係領野は、その神経ネットワークに長距離の抑制性結合を含んでいる。つまり、これらの領野では、発火頻度の低下によって、「シグナルが来た」という情報を伝えているのであるが、これらの領野のニューロンが発火しても、直接私たちの心の中に表象は現れてこない。現時点では、大脳皮質のように、シグナルが来た場合に頻度が増加するニューロンの発火というイベントが、私たちの心の中の様々な表象を支える唯一の物質的過程である、というのが神経生理学によって示唆される結論なのである。

ニューロンが発火しなくなることで、特定の情報をコード（表現）する場合があるというのは正しい。これは、現在のコンピュータや情報通信のテクノロジーに理論的な基礎を与えているクロード・シャノンの理論の当然の帰結でもある。シャノンの情報理論*では、あるビット列（0と1が並んだ数列）の情報量を議論する。この時、「0」と「1」は、全く同じ役割を果たしており、「0」と「1」を入れ替えてしまっても、そのビット列がコードしている情報量は全く変わらない。シャノンの立場では、もし、ニューロンが発火することを「1」、ニューロンが発火しないことを「0」と表すとすれば、ニューロンが発火することと、ニューロンが発火しないことは、同程度の情報を伝えているということになる。

しかし、このことは、私たちの心そのものを考える時にも、「0」(ニューロンが発火しないこと)と「1」(ニューロンが発火すること)が同じ意味を持つということではない。私たちの心の中の表象は、あくまでも、ニューロンが発火するという「1」のイベントによって引き起こされているのである。「認識のニューロン原理」の中で、

認識に関する限り、発火していないニューロンは、存在していないのと同じである。

とあるのは、そのような意味なのである。このような違いに見られるように、シャノン的な「情報」という観点から、脳の中の物質的過程とそれによって引き起こされる心的現象の関係を考えようというアプローチには限界があり、このことを理解しておく必要がある。シャノンが使っているような意味での「情報」の概念は、そのままでは心の問題の本質に迫ることはできないのである。心の中の表象を扱うためには、シャノンが捨象してしまった、情報の持つ「意味」、「質感」を直接対象にしなければならない。ニューロンの発火との関連で言えば、心の問題を考える時には、シャノンの情報論的には

等価な「ニューロンが発火する状態」と「ニューロンが発火しない状態」を、異なる意味を持つものとして区別する必要がある。

## ニューロンの発火の相対関係

さて、「心の中の様々な表象は、脳の中のニューロンの発火によって生じてくる」という、「認識のニューロン原理」が正しいとして、脳の中のニューロンの発火から、私たちの心の中の様々な表象は、どのようにして生まれてくるのであろうか？

とりわけ、脳の中のニューロンが、どのような形で発火すると、どのような表象が私たちの心の中に生ずるかという、「脳と心の対応関係」を求めるためには、どのような考え方に基づいて議論を進めていけば良いのだろうか？

私は、脳のニューロンの発火のパターンと、私たちの心の中の表象の間の対応関係を考える上で、「認識におけるマッハの原理」*と呼ぶ基本的な考え方を出発点にすべきだと考えている。ここに、「認識におけるマッハの原理」とは、科学哲学の分野で知られる「マッハの原理」*と同様な立場に立って、脳と心の関係を考えていく原理として私が提唱しているものである。
まず、「マッハの原理」とは、オーストリアの科学者、哲学者のエルンスト・マッハが示した考え方で、以下のように要約される。

ある物体の質量は、その物体のまわりの全ての物体との関係で決まる。他に何もない空間の中では、ある物体の質量には、何の意味もない。

マッハの原理を現代的な言い方に書き換えると、あるシステムがあった時、そのシステムの中の要素の性質は、その要素を単独で取り出しても決定することはできず、要素の間の相互関係を考慮してはじめて決定されてくるということになる。ひと言で言えば、相対主義的な考え方なのである。
マッハのこのような考え方は、ドイツの物理学者アルベルト・アインシュタインが相対性理論を構築する上で深い影響を与えた。相対性理論以前に支配的だったニュートンの絶対時空の考え方の下では、「同時であること」や「ある時間が経過すること」は先験的（ア・プリオリ）に絶対的な意味を持っていた。それに対して、アインシュタインの相対性理論では、「同時であること」や「ある時間が経過すること」は、時空の中の個々のイベントの間の相対的関係によって決まる。例えば、あるイベントとあるイベントが同時であるかどうかは、それぞれのイベントに付着した時計の間で光の信号をやりとりしなければ決定できない。アインシュタインは、このような、相対的関係に基づく手続きによって「同時であること」の意味を決めたのである。その結果、二つのイベントが同時であるか同時でないかということは、実は、どのような座標系に観測者が置かれるかによって観測結果は変化するという、相対的な関係であることを示した。光速度に近い速度で運動する時計が、ゆっくりと動いて見えるといった「驚くべき」相対性理論の結論は、様々な物理的性質の意味を時空の中のイベントの間の相対的関係に基づいて考えるという、「言われてみれば当然な」基本的方針に基づいて導かれている。アインシュタインは、マッハの相対主義的な考え方に影響されて、相対性理論を発展させたのである。

私は、「マッハの原理」のような、相対主義的な考え方が、脳と心の関係を考える上で有効であると考えている。そこで、次のような考え方を基本的な出発点とする。

認識において、あるニューロンの発火が果たす役割は、そのニューロンと同じ心理的瞬間に発火している他の全てのニューロンの発火との関係によって、またそれによってのみ決定される。単独で存在するニューロンの発火には意味がない。

　アインシュタインは、マッハの原理に基づいて、相対性理論という物理学における革命を成し遂げた。私は、「認識におけるマッハの原理」は、心と脳の問題において、相対性理論と同じくらい大きな革命を引き起こす可能性を秘めていると考えている。もっとも、そのような革命はまだ起こっていないし、革命への道のりも遠い。いずれにせよ、私は、ニューロンの発火状態と心の中の表象を結び付ける理論、モデルは、「認識におけるマッハの原理」から出発したもの、ないしは、それと整合性を持つものでなければならないと考えているのである。

## ニューロンの発火パターンと心の中

「認識におけるマッハの原理」(以下、略して「マッハの原理」と呼ぶ)は、一見、当然のことを言っているに過ぎないように見える。実際、「あるニューロンの発火の意味は、脳の中の他のニューロンの発火との相対的な関係によって決まる」という考え方に対して、多くの神経生理学者の反応は、「ああ、そんなことだったら、あなたに言われるまでもなくそうだと思いますよ」というものだろう。しかし、「マッハの原理」は、実は、従来の神経科学の研究のやり方に対して、根本的な考え方の変更、全く新しい研究の視点の検討を迫るものである。というのも、「マッハの原理」は、従来の実験的、理論的脳研究で採用されてきた中心的概念と本質的に異なる発想に立っているからである。その中心的概念とは、「反応選択性」* という考え方である。

「マッハの原理」に基づいて脳と心の関係を考えることが、従来の「反応選択性」に基づいて脳と心の関係を考えることとどのように違うのか、そのことを説明する前に、まず、「反応選択性」とはどのような概念なのか、そして、どのような役割を、神経科学の研究において果たしてきたのかをまとめておこう。

脳の中のあるニューロン、ないしはニューロンのグループが、ある特定の特徴を持った刺激が入力した時にのみ発火する場合、そのニューロン（群）は、その特徴に対して「反応選択性」を持つと言う。例えば、一九五〇年代に、アメリカの神経生理学者デイヴィッド・H・ヒューベルと、トーステン・ウィーゼル（スウェーデン人で、アメリカの大学で研究）は、猫の第一次視覚野に、ある特定の傾きを持ったバーを提示した時にのみ発火するニューロンが存在することを見出した。これらのニューロンは、「ある特定の角度の傾きを持ったバー」という特徴に対して、「反応選択性」を持っていることを示したのである。この業績により、ヒューベルとウィーゼルは後にノーベル生理学医学賞を受賞した。同じ頃、後に「認識のニューロン原理」を提唱することになるホラス・バーローは、カエルの網膜に、「虫検出器《バグ・ディテクター》」と名付けられた、ある特定の方向に運動する点に反応するニューロンを見つけた。このニューロンは、「ある特定の方向への動き」という特徴に対して反応選択性を持つ。

その後も次々と、中枢神経系に、様々な視覚特徴に対して「反応選択性」を持つニューロンが見つかってきた。しかも、ヒューベルとウィーゼル、あるいはバーローが発見したような単純な視覚特徴だけではなく、より複雑な視覚特徴に特異的に反応するニューロンが次々と大脳皮質の高次の視覚野で発見されてきた。

例えば、私たちの色の認識を取り上げてみよう。私たちの色の認識は、ある領域から反射される光の波長構成を、その領域を取り囲む周辺の領域から反射される光の波長構成と比べて、「相対的に」どのような色であるか計算して決定されている。このような計算のプロセスを経るために、例えば昼間の太陽光と、夕暮れの太陽光の下では、ある表面から反射される光の波長構成は実際には全く異なるものなのに、それを私たちが色として認識する時にはある一定の色に見えるという「色の恒常性」が実現される。例えば、赤い花は、朝日の下でも、夕日の下でも、蛍光灯の下でも、同じように「赤く」感じられるが、これが、色の恒常性である。イギリスの解剖学者、生理学者であるシャミール・ゼキは、猿の視覚野のV４と呼ばれる領野において、色の恒常性を満たす形で発火するニューロンを発見した。すなわち、V４で見出されるこれらのニューロンは、ある領域からの反射光の波長構成が、その周辺の領域からの反射光の波長構成と比較して特定の色（例えば「赤」）だと判断される時にのみ発火する。つまり、これらのニューロンは、様々な「色」の刺激に対して、色の恒常性を満たす形での反応選択性を持つニユーロンだということになるのである（図2・2）。

このような実験的な発見を経て、「反応選択性」は、次第に、神経科学はもちろんのこと、ニューロンの発火状態と、心の状態との対応関係を研究する神経心理学における、事実上のセントラル・ドグマになってきた。実験的、理論的研究が、暗黙のうちに、「反応選択性」の概念を中心に組み立てられるようになってきたのである。

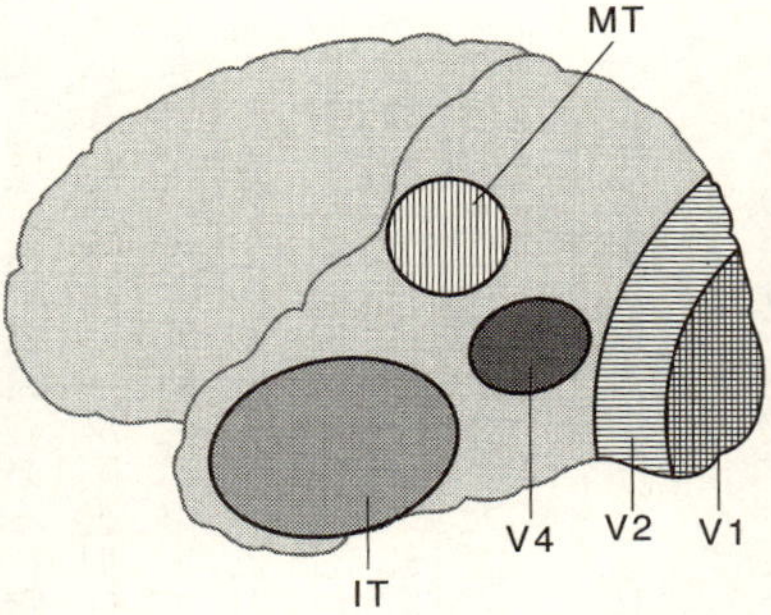


**図2・2　脳の視覚関係の領域**
V1：第一次視覚野、V2：第二次視覚野、V4：第四次視覚野、IT：下側頭野、MT：中側頭野

例えば、大脳皮質のある特定の領野を電気生理学の手法で調べて、何か今まで知られていない興味深い「反応選択性」を持つニューロンが見つかれば、その実験は成功と見なされた。理論的研究においても、人工的な神経ネットワークのモデルの中で、学習の結果ある特定の特徴を持つ入力に対してのみ活動するニューロンが出現すれば、その特徴に対する「記憶」が成立したと見なされた。新しい「反応選択性」を持つニューロンが実験的に発見されるにつれて、今度はそのような「反応選択性」を理論的モデルで再現することが目標とされた。こうして、次第に、

DNAがRNAを作り、RNAがたんぱく質を作る。

というのが分子生物学におけるセントラル・ドグマであるように、神経科学、神経心理学においては、

ある特定の特徴に反応選択性を持つニューロン（群）が発火した時に、（心の中で）その特徴の表象が生じる。

というテーゼが、事実上のセントラル・ドグマとされてきたのである。

もちろん、「反応選択性」の概念自体は、単にニューロン（群）の発火と外界から入力する刺激の持つ特徴との対応関係を述べたに過ぎず、直接、「心の中でどのような表象が生ずるか」という問題につながるわけではない。その意味で、「反応選択性」の概念自体を、心の問題と切り離して、純粋に機能主義的側面から論じることもできる。しかし、実際には、神経科学者は、大脳皮質で新しい反応選択性を持つニューロンが発見される度に、「認識の機構」、すなわち、ある表象が心の中に浮かぶ機構を発見したと思ってきたのである。また、理論家も、神経ネットワークのモデルで認識の機構を説明しようとする時に、暗黙のうちに、ある特徴に対する「反応選択性」を持つニューロン（群）の発火によって、その特徴の認識が生ずると仮定してきたのである。

ここで、注意しておくべきことは、反応選択性を持つのは、単一のニューロンの発火とは限らないことである。一般的には、あるニューロンのグループの特定の発火パターン（ここで、「パターン」とは、空間的なパターンのみならず、時間的なパターンも含む、一般には時空間的なパターンである）が、ある特定の特徴が入力した時にのみ出現するということもあり得る。この場合には、単一のニューロンの発火ではなく、あるニューロン群の空間的、時間的な発火パターンが、提示された特徴に対して反応選択性を持つということになる。先の「反応選択性」の中で、「反応選択性を持つニューロン（群）」という表現にしたのは、そのためである。

歴史的には、単一のニューロンの発火の様子を電極を刺して調べる単一電極法が先行したため、はじめ反応選択性は単一のニューロンが発火するだけだと考えられた。ホラス・バーローが提唱して有名になった「おばあさん細胞説」*（おばあさんの認識が生じるのは、おばあさんが現れた時にだけ発火するニューロンが存在するからという説）は、単一電極法が実験的手法の中心だった時代の歴史的産物である。その後、一度に多数のニューロンの活動をモニターする実験的手法の開発が行われたことや、単一のニューロンではなく、ニューロン群によって情報をコード（表現）した方が神経ネットワークの記憶容量が大きくなるという理論的研究（スパース・コーディング）が出現したことなどにより、現在ではむしろ単一のニューロンの発火ではなく、ニューロン群の発火パターンとして「反応選択性」を考えるのが主流となっている。「おばあさん細胞説」の提唱者であるバーローも後に、自説を修正している。

このように、ある特定の特徴を持った刺激を提示した時にのみ、ある特定のニューロン、ないしはニューロンのグループが発火することによって、その特徴の認識が生じるというのは、ある意味では自然な発想である。私たちの脳の中には、例えば薔薇の花を見た時にだけ生成するニューロン（群）の発火パターンがあることは疑いない。だからこそ、私たちが薔薇の花を見る度に、私たちの心の中には薔薇の花の表象が生ずるのである。

薔薇に限ったことではない。私たちは、「同じ場所」に行くと、いつもほぼ「同じ景色」を見る。「同じ映画」を見ると、いつもほぼ「同じ画像」を見て、「同じ音」を聴く。様々な物理的刺激を受けた時に、私たちの心の中の表象が、このように安定した形で生じるのは、脳の中で安定した反応選択性を持つニューロン（群）の発火が生じているからである。このことから、ニューロンの発火と私たちの心の中の表象を結び付ける「反応選択性」の理論は磐石であるように思われる。

だが、果たして、そうなのだろうか。

この、一見疑い得ない議論に潜む重大な欠損（ミッシング・リンク）に光を当てることから、「マッハの原理」に基づく脳と心の関係の理論モデルはスタートする。「マッハの原理」は、全てのはじまりなのである。

## 反応選択性の限界

以下では、あるニューロン（群）が、ある特定の特徴に対してのみ反応選択性を持つという事実を一歩進めて、そのような反応選択性を持つニューロン（群）が発火することこそが、特定の特徴が私たちの心に表象として現れるのである、という説明まで含めたドグマを、「反応選択性のドグマ」と呼び、議論を進める。このような意味での「反応選択性のドグマ」は、単に、「あるニューロン（群）の発火パターンが反応選択性を持つ」という事実関係以上の主張を含んでいる。しかし「反応選択性のドグマ」で、なぜ心に表象が現れるのか、という問題が解けたわけではない。まずはじめに、「マッハの原理」の立場から見た、「反応選択性のドグマ」の問題点を、ニューロンによる情報のコーディング（表現）という観点から見てみよう。

私たちに関心があるのは、脳の中に、あるニューロン（群）の発火パターンが生じた時に、それに対応してどのような表象が私たちの心の中に生ずるかという問題である。このような問題（心脳問題）を扱う際には、「情報」を、シャノンの言うような、それ自体は何の個性もない0と1の配列（ビット列）としてではなく、様々な質感や意味を伴った、それぞれが独特のユニークさを持つ存在としてとらえる必要がある。私たちの心の中では、その中に生ずる様々な表象にそれぞれ独特のクオリアが付随することによって、質感や意味が与えられている。心脳問題における情報のコーディングの問題とは、すなわち、様々な質感＝クオリアを伴う心の中の表象が、脳の中のニューロン（群）の発火パターンとどのように対応しているか、その対応関係を記述するルールとは何かという問題である。

つまり、

ある ニューロン（群）の発火パターンが生じた時に、心の中に、ある表象が生じる。

ということを、

あるニューロン（群）の発火パターンは、心の中のある表象をコードしている。

と見なしたいのである。

もっとも、残念ながら、質感や意味を伴った情報をどのように理論的に扱ったら良いのか、有効な枠組みや手法はいまだ見出されていない。シャノンは、その歴史的な情報理論の論文の中で、「これから、私は情報の意味の部分は捨象して理論を組み立てる」と宣言した。ある意味では、シャノンは、情報の持つ意味を理論の対象外としたからこそ、今日でも多くの研究者がいる「情報理論」という一分野を切り開くことに成功したわけである。

しかし、心の中の表象を情報として扱う際には、意味や質感を捨ててしまっては何にもならない。心の中の表象は、それぞれ独特の質感＝クオリアを持っていることが、本質的特徴である。たとえ、どれほど困難でも、私たちの心の中の表象が持つ意味や質感といった属性を捨象することなく、それを直接扱うことのできる理論的枠組みを構築しなければならない。少なくとも私はそうしたいのである。

では、「マッハの原理」、及び、「反応選択性のドグマ」において、それぞれ、ニューロンによる意味や質感を伴った情報のコーディングは、どのようなものであると考えられるだろうか。

まず、従来の神経科学、神経心理学において事実上のセントラル・ドグマであった「反応選択性のドグマ」の下ではどのように考えられるか。

「反応選択性のドグマ」の下では、あるニューロン（群）の発火パターンがコードしている情報は、そのニューロン（群）がどのような刺激の特徴に特異的に反応するかによって決定されている。すなわち、外界にある様々な特徴の集合と、脳の中のニューロン（群）の発火パターンの対応関係を考える。「反応選択性のドグマ」では、この対応関係が、ニューロン（群）による情報のコーディングの基礎であると考えるわけである（図**2・3**）。このような立場から、ニューロン（群）の発火と私たちの心の間の関係を扱おうとすれば、次のようなシナリオになる。

今、あるニューロン（群）があるパターンで発火した時に、私たちの心の中にりんごの「赤」の表象が生じるというコーディングがあるとする。「反応選択性のドグマ」では、そのようなコーディングが成立するのは、そのニューロン（群）の発火パターンが（色の恒常性を考慮した上での）「赤」の特徴を持つ波長構成の光の入力に対して「反応選択性」を持つからだと考える。

それに対して、「マッハの原理」の下では、あるニューロン（群）の発火パターンがコードしている情報は、そのニューロン（群）の発火が脳の中の他のニューロンの発火

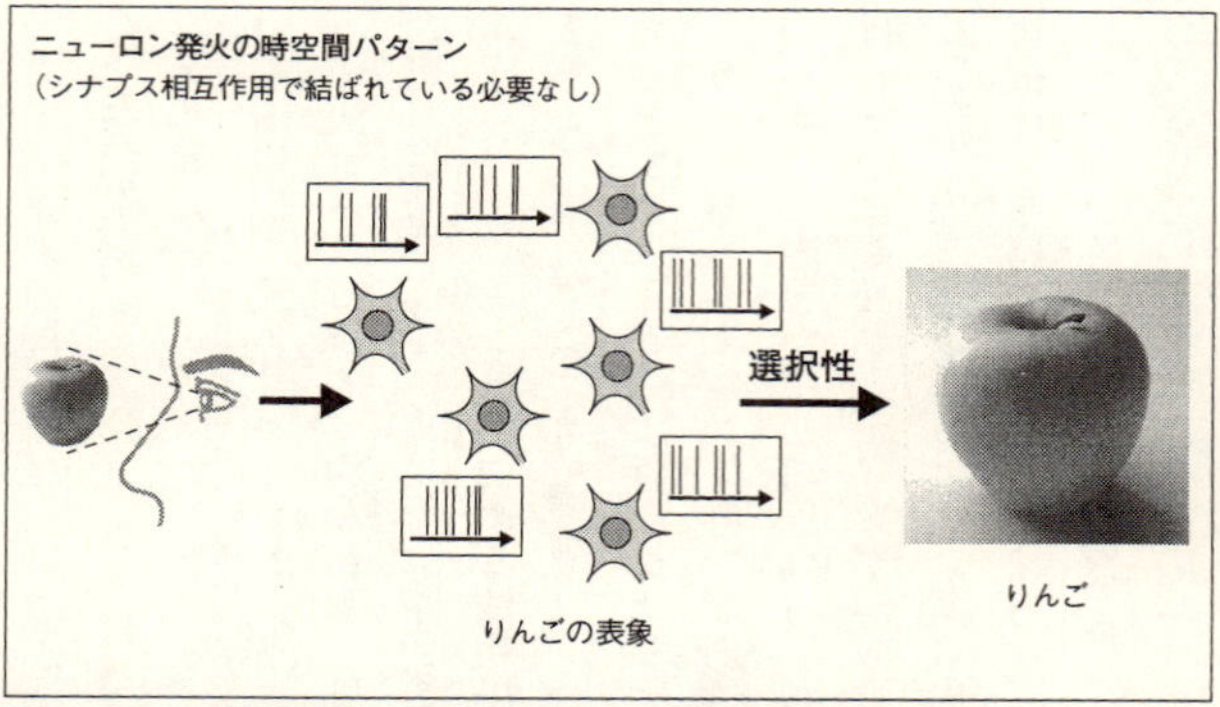


**図２・３　「反応選択性のドグマ」の下での情報のコーディング**
反応選択性のドグマの下では、ある視覚特徴に対して選択的に生じるニューロンの発火パターンが、私たちの心の中にその視覚特徴の表象を生み出すと考える。

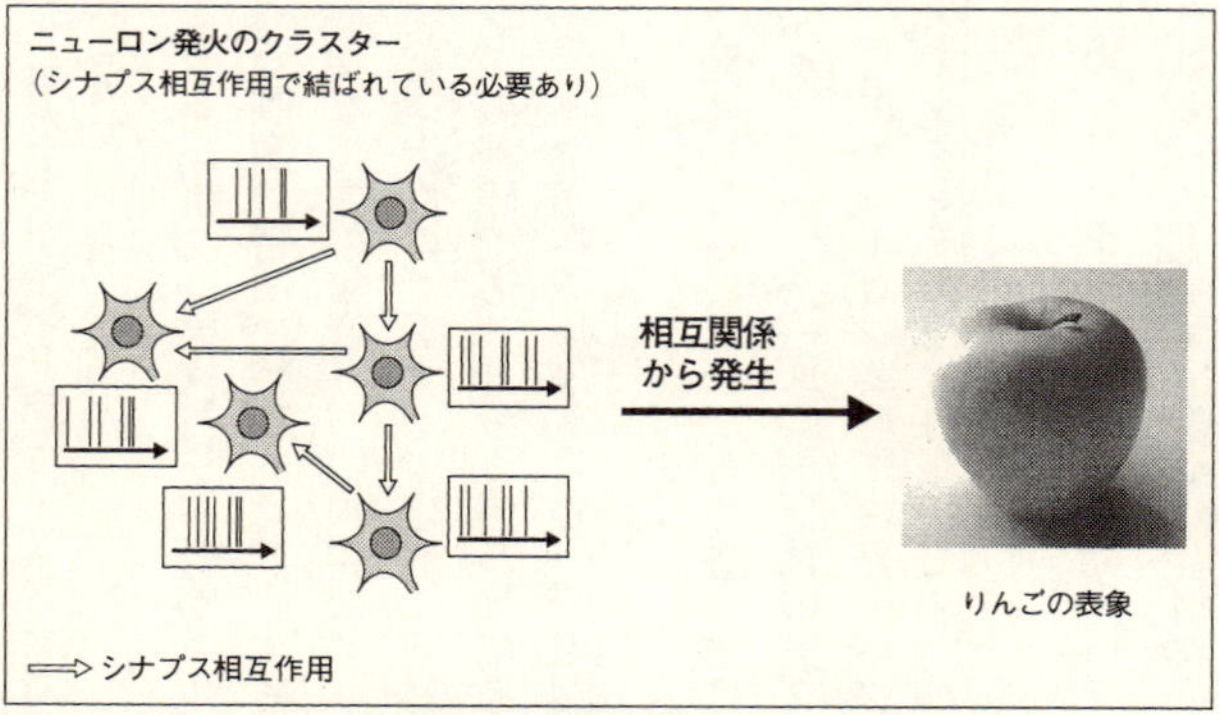


**図２・４　「マッハの原理」の下での情報のコーディング**
マッハの原理の下では、私たちの心の中に表象を生み出すのは、ニューロンの発火の間の関係性であると考える。

に対して持つ関係性によって決まってくる。あるニューロン（群）の発火が、心の中のある特定の表象をコードするとすれば、それは、そのニューロン（群）の発火が、脳の中のニューロンのネットワークの相互作用の中で、そのような役割を与えられたからである。例えば、あるニューロン（群）があるパターンで発火した時に、私たちの心の中に「赤」の表象が生じたとする。「マッハの原理」では、そのようなコーディングが成立するのは、そのニューロン（群）の発火パターンが（色の恒常性を考慮した上での）「赤」の表象を心の中に生じさせるような役割を、脳の中の他のニューロンの発火との関係において与えられたからだということになる。私たちの心の中に、あるクオリアが生じるのは、脳の中の他のニューロンの発火との関係において、そのような性質を与えられたニューロン（群）の発火パターンが生じるからだということになるのである（図2・4）。

このように、ニューロン（群）の発火パターンによる情報のコーディングについて、「反応選択性のドグマ」と「マッハの原理」の視点は異なる。では、どちらが、心と脳の関係を考えていく上で有効な原理かというと、私は「マッハの原理」の方であると考えている。「反応選択性のドグマ」は、脳の神経ネットワークによる情報処理を、機能的に研究する上では有効な概念であるが、ニューロンの発火と、心の中の表象の対応関係を考える上では、全く役に立たないと考えている。私がこのように考えるのは、主に次のような理由からである。

脳の中のニューロンから、私たちの心が生じてくるメカニズムの詳細がどのようなものであるとしても、心がニューロンの発火の随伴現象である以上、心の中の表象の全ての性質は、脳の中のニューロンの発火の性質によって、それによってのみ説明されなければならない。

ところが「反応選択性のドグマ」は、この、心のモデルが満たすべき基本的な条件、すなわち、脳の中のニューロンの発火の性質によって全てを説明すべきだという条件を満足させることができない。なぜならば、そもそも、反応選択性の概念には、脳の中のニューロンの発火の性質だけでなく、ニューロンの発火と外界の事物の特徴との対応関係という、余計な仮定が含まれているからである。

ある特定のニューロン（群）の発火パターンの反応選択性を確定するためには、それが、様々な外界の事物を提示した時に、どのような範囲の事物に対して発火するかということを明らかにしなければならない。このような対応関係を確定できるのは、心が宿っている脳と、外界の事物を同時に観測できる「第三者」の立場からのみである。たとえ、第三者の立場からは脳の中のある特定のニューロン（群）の発火パターンと、外界の事物との対応関係、すなわち、「反応選択性」を明らかにできたとしても、そのような対応関係を打ち立てることができたのは第三者の立場にいたからであって、肝心な、観察の対象になっている脳に宿る「心」にとっては、そのような対応関係はあずかり知らぬことなのである。別の言い方をすると、ある人の脳の中で、ある特定のニューロン（群）があるパターンで発火していたとして、その発火パターンがどのような刺激の特徴に対して反応選択性を持つかということは、その時の脳の中のニューロンの発火だけを見ていても、決めることができない。

ところが、私たちの心の中の表象は、まさに一瞬にして脳の中のニューロン（群）の発火パターンによって、それだけに基づいて生じている。だとすれば、脳の中のニューロン（群）の発火パターンに対して、心の中にどのような表象が生じるかという対応関係を、「第三者」を介した反応選択性の概念からは導くことができないということになる。

この本のはじめに、私は、イギリスの牧場において、自分の外界に広がっている広大な世界が、私がそれを認識する限り、私の脳の中のニューロン（群）の発火によって生じた心の中の表象に過ぎないこと、物理的な意味では、私の頭蓋骨の中の現象に過ぎないことに気が付いて、驚愕したという個人的体験を紹介した。私の心の中で起こる全ての表象は、私の脳の中のニューロンの発火によって生ずる随伴現象である。私の「心」は、私の脳の中のニューロンの発火だけに基づいた、「ニューロンの発火の世界」だけで閉じている現象なのである。だから、私の心の中で何が起こるとしても、その全ての性質は、私の脳のニューロンの発火の性質だけに基づいていなければならない。そのことこそが、

認識において、あるニューロンの発火が果たす役割は、そのニューロンと同じ瞬間に発火している他の全てのニューロンの発火との関係によって、またそれによってのみ決定される。

とする「マッハの原理」の本質である。私の心の中の表象の説明に、私の脳の中のニューロン（群）の発火パターンと外界の事物の対応関係を第三者が決めるという、抽象的な「反応選択性」の概念が入り込む余地はないのである。

結局、「反応選択性」の概念は、脳の中のニューロン（群）の発火パターンと、外界の事物の特徴がどのように対応しているか、それに基づいて脳がどのような情報処理を行えるかという、機能主義的な立場においては有効であるものの、脳の中のニューロン

の発火から私たちの心の中の表象がどのようにして生じるかという、心脳問題の核心に関わる問題においては、ほとんど有効性を持たないと言わざるを得ないのである。

## 機能主義の終焉

今まで述べてきた理由により、脳の中のニューロンの発火パターンと、心の中の表象の間の対応関係を考える上では、「反応選択性のドグマ」ではなく、「マッハの原理」に基づいて考察を進めなければならない。

では、「反応選択性」の概念は、全く役に立たないのだろうか。

確かに、脳と心の対応関係を考える上では、「反応選択性」の概念は、役に立たないどころか、それにこだわっている限り、議論が間違った方向に導かれてしまう可能性がある、百害あって一利なしの概念である。「反応選択性のドグマ」が神経科学者の間で無批判に前提とされてきた中で、このことを確認しておくことの重要性は、いくら強調しても強調し過ぎることはない。このメッセージは、いまだ神経科学者の間に十分に浸透しているとは言えない。

一方で、右に述べたように、脳の働きを機能主義的な立場から理解しようとする場合は、「反応選択性」の概念は、有効な概念となる。だからこそ、実験的、理論的研究において、「反応選択性」の概念は、使われてきたし、現在も使われているのである。

「反応選択性」と、「マッハの原理」は、実は、本来対象としている問題領域（プロブレム・ドメイン）が異なるのである。この点を整理しておくことは、以下の議論において非常に重要なので、最後に、「反応選択性」と「マッハの原理」それぞれの守備範囲の違いを整理しておこう。

具体例として、私が目の前にある薔薇の花を見て、その結果、私の心の中に、「薔薇の花」の表象が生じ、私が「薔薇の花」を認識したとしよう。この時、私が外界にある「薔薇の花」を見て、私の心の中に「薔薇の花」の表象を生じるまでのプロセスは、次のように二つに分けて考えることができる。

第一段階
網膜から「薔薇の花」の光学的刺激が入力し、その結果、「薔薇の花」に反応選択性を持つニューロン（群）の発火パターンが生じる段階。

第二段階

「薔薇の花」に反応選択性を持つニューロン（群）の発火パターンが生じた結果、その随伴現象として、私の心の中に「薔薇の花」の表象が現れる段階。

このように二つの段階に分けた場合、「反応選択性」の概念が扱うのは、第一の段階であり、「マッハの原理」が扱うのは、第二の段階であることがはっきりする。

「反応選択性のドグマ」が、

ある特定の特徴に反応選択性を持つニューロン（群）が発火した時に、（心の中で）その特徴の表象が生じる。

とする時、「反応選択性」の概念が説明していたことは、単に、ある特定の特徴を持つ刺激を提示した時に、脳の中ではある特定のニューロン（群）の発火パターンが生ずるという対応関係だけだったのである。「反応選択性」とは、この対応関係を記述する概念に過ぎない。一方、心脳問題の本質は、脳のニューロン（群）の発火パターンと、私たちの心の中に生ずる表象との対応関係である。こちらの対応関係には、「反応選択性」は関係がない。ある特定のニューロン（群）の発火パターンが生じた時、なぜ、ある特定の表象が心の中に生じるのか、そして、この対応関係を決定している法則性は、何なのか。この重要な問題は、「反応選択性のドグマ」に支配されてきた従来の神経科学の理論的、実験的研究では、手付かずだったのである。脳のニューロン（群）の発火パターンと、私たちの心の中に生ずる表象との対応関係の研究は、「反応選択性のドグマ」ではなく、「マッハの原理」に基づいて行われなければならない。このような方針に基づく脳と心の対応関係の研究は、私を含むまだまだ少数の研究者の手によって、今、はじまったばかりである。

次の第3章では、「マッハの原理」に基づき、脳の中のニューロンの発火パターンと、私たちの心の中で生じる表象、それを構成するクオリアがどのように対応しているのか、その関係を見ていくことにしよう。

# 第3章

# 心が脳に宿るとき

## 明示的な表現と、暗示的な表現

日々、私たちの心の中には、様々な視覚表象が生じる。

波打ち際の砂が、さらさらと流れる様子。
透明なグラスの中に白い牛乳が注がれる様子。
ごわごわとした毛布の上に水玉が一つ載った様子。

これらの全ての表象は、脳の中のニューロンの発火の相互関係から生まれてくる。ニューロンの発火が生み出す表象の豊かさは、そのまま私たちの内面生活の豊かさでもある。

このような、私たちの心の中の表象は、実は、大きく分けて二つの質的に異なる要素からなっている。このことを考えるために、前の章に引き続き、薔薇を例にとることにしよう。

私たちの心の中の「薔薇」の表象は、大きく分けて二つの要素から成立している。まず、「薔薇」という視覚像を構成するクオリアの塊がある。例えば、緑の背景の中に赤い薔薇の花が咲いているとすると、緑のクオリアの中に、赤のクオリアが分布しているという、基本的な「見え」がある。このような、様々なクオリアが視野の中に並んで見えている状態が、「視覚的アウェアネス」*である。つまり、より高次の形態認識や、それに基づく言語的処理、意味付け、運動が起こる前の、「世界が何となくぼんやりと見えている感じ」を指しているのである。「薔薇」という表象は、まずは、このような視覚的アウェアネスの中のクオリアの空間的分布として成立している。この段階では、緑の背景の中にある赤いクオリアの塊が「薔薇」であるという情報は、「何となく薔薇に見える」という、「暗示的」なレベルなのである。

一方、クオリアからなる「薔薇」の暗示的な表現がはっきりと「薔薇」として認識されるためには、高次視覚野において「薔薇」という視覚情報の明示的表現が成立する必要がある。この、「薔薇」が「薔薇」であるという明示的な表現は、脳の場合、下側頭野の形態視と呼ばれる、物の形を認識する中枢において得られている（69ページ図2・

2)。明示的表現が得られて、はじめて「ああ、薔薇だ」という認識が生じる。この、「ああ、薔薇だ」という明示的な認識が生じることが、私たちの心の中の「薔薇」という表象の第二の構成要素である。

私たちが薔薇を薔薇として見るためには、右に挙げた二つの要素が結び付かなければならない。視覚的アウェアネスの中のクオリアの塊に、「薔薇」という明示的な認識が、重ね合わせられなければならないのである。

ここで注意すべきことは、「視覚的アウェアネス」の中で成立しているクオリアの塊としての薔薇のイメージが、非常に鮮明な質感（赤い色の感じ、花びらのたおやかなテクスチャ、光が当たってつやつやした感じ）を伴うのに対して、「ああ、これは薔薇だ」という認識は、鮮明な質感を伴わない、抽象的な知覚として心の中に生じるということである。実際、「ああ、これは薔薇だ」という明示的な認識が生じても、生じなくても、視覚的アウェアネスの中のクオリアの様子は変化しない。「ああ、これは薔薇だ」という明示的な認識は、視覚的アウェアネスを構成する鮮明なクオリアの上に重ねられる、何か別の抽象的なものなのである。

例えば、形態視の中枢である下側頭野に損傷のある患者の場合、「薔薇」を「薔薇」として認識することができない。しかし、この場合にも、患者の視覚的アウェアネスの中では、赤や緑、つやつやした感じといったクオリアの空間的分布としてぼんやりと見えていると考えられる。欠けているのは、その上に重ね合わせられる「これは薔薇だ」という抽象的な知覚の方なのである。

「薔薇が薔薇である」という明示的な視覚情報の表現に伴う抽象的な知覚の方は、クオリアとは別のカテゴリーの表象の要素と考えた方が、心の中の表象の見取り図を描く上で好都合である。この点についての詳細は第5章で「主観性」のモデルに関連して議論する。

この章では、まず視覚的アウェアネスの主役であるクオリアについて論じることにしよう。

前の章で説明したように、私たちの心の中のクオリアがどのように生まれてくるかを考える時、ニューロンの発火パターンと外界の事物との間の対応関係を考える「反応選択性」から出発することは不適切だ。クオリアのような心の中の表象の属性を説明するには、ニューロンの発火の間の相互関係に基づく「マッハの原理」から出発しなければならない。

「マッハの原理」からただちに言えることは、私たちの心の中のクオリアは、ニューロンの発火の集まり（クラスター）*から生まれてくるということである（図3・1）。ここに、「クラスター」とは、シナプス相互作用によってお互いに結ばれたニューロンの発火の塊を指す。大脳皮質で言えば、第一次視覚野から、高次視覚野に至るニューロンのクラスターからクオリアが成立してくると考えられる。

例えば、「薔薇」を「薔薇」として明示的に認識するメカニズムは、おそらくは下側頭野の形態視の中枢におけるニューロンの発火によって支えられていると考えられる。この際には、「薔薇」が提示された時にだけ成立するニューロンの発火のパターンが存在すると考えられる。すなわち、「薔薇」に対して反応選択性を持つニューロンの発火パターンが存在すると考えられるのである。このような、薔薇が提示された時にだけ（あるいは、「薔薇」をイメージした時にだけ）成立するニューロンの発火パターンが存在することは、被験者が薔薇が提示された時にだけある特定の行動（例えば、ボタンを押す）を起こすことができるために必要な条件である。従来の神経科学は、このような反応選択性を、そのままクオリアを含めた認識のメカニズムとしてきた。しかし、「薔薇」に対する反応選択性を持つニューロンの発火パターンが成立することは、薔薇を構成するクオリアが生み出されるメカニズムとは直接の関係を持たない。クオリアは、シナプスによって結ばれたニューロンの発火のクラスターの中の発火の相互作用から生ま

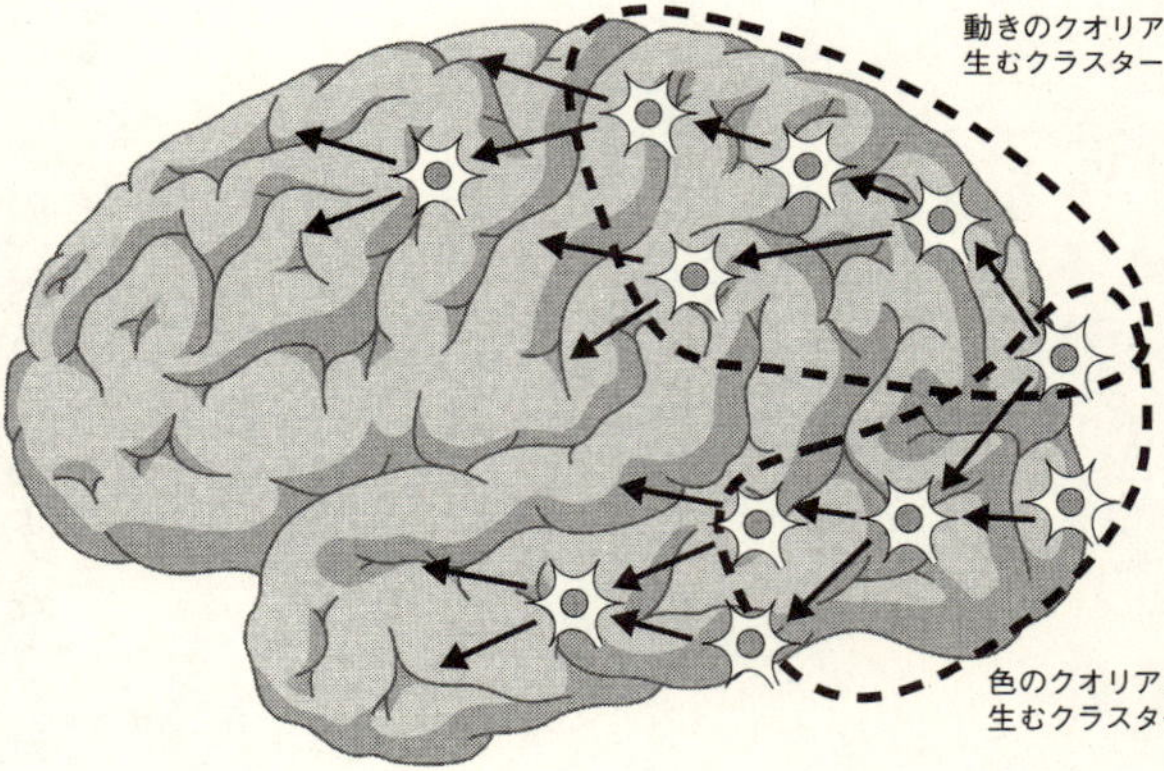


**図3・1　クオリアは、ニューロンの発火のクラスターから生じる**

れてくるのである。このような考え方を理論的にサポートしているのが、マッハの原理だ。

## 対応関係のメタファーを超えて

ところで、先にニューロンの発火パターンと私たちの心の中のクオリアの間に「対応関係」があると言ったが、実は、この「対応関係」自体の性質をどう考えるかが、また、いかに対応関係というメタファーを超えるかが、心脳問題の本質に関わる重要な点である。そこで、この点を少し突っ込んで議論したい。

対応関係と言う場合、私たちは、あらかじめ二つの集合を用意し、それぞれの集合の要素の間の対応（マッピング）を考える。例えば、コンピュータで使われているコードでは、0と1のビット列と、アルファベットなどのシンボルの間の対応関係を考える。この場合、対応関係がつけられる二つの集合は原理的には独立した別々の存在であることが仮定され、その上で二つの集合の要素の間の対応関係を考えるわけである。たとえば、デジタルコンピュータで数字やアルファベットを表現する際に使われているアスキーコードの場合には、この対応関係は、プログラマーの頭の中にある。プログラマーは、コード表を見て、それぞれのコードが対応するシンボルが意味のある振る舞いをするようにプログラミング言語を開発したり、実際のプログラムを書いたりするわけである。

脳科学の理論でも、反応選択性に基づいてニューロンの発火パターンを解析する場合には、アスキーコードのような二つの集合の間のマッピングを考えることになる。この場合の二つの集合とは、ニューロンの発火パターンの集合と、外界の物体（視覚特徴）の集合である。マッハの原理は、このような対応関係に基づいて、クオリアのような私たちの心の中の表象の属性を説明することはできないことをはっきりと示している。反応選択性のドグマと対立する形で構想されたマッハの原理の下では、ニューロンの発火のクラスター内部の相互関係から、クオリアが成立してくると考えられる。この場合、外界の事物との対応関係ではなく、ニューロンどうしがどのように相互作用しているかという相互関係が重要になってくるわけである。

実を言えば、マッハの原理自体は、脳と心の関係を考える時に、対応関係のメタファーを通して考えることを想定しているわけではない。マッハの原理は、単に、ニューロンの発火の間の相互関係が、心の表象の属性を決めていると言っているだけなのである。だが、私たちは、どうしても、ニューロンの発火パターンとクオリアの間の対応関係のメタファーを通して考えがちだ。一般に、私たちは対応関係というフィルターを通した思考パターンに陥りやすいのである。このことは、現代の数学がこのようなマッピングの関係を前提に構築されているということでも分かるだろう。

本来、マッハの原理が想定しているのは、物質的過程としてのニューロンの発火と、私たちの心の中のクオリアが「ぴったりと寄り添っている」という関係性の構築である。あらかじめ、物理的空間と心の空間を用意しておいて、その間の対応を考えていたのでは、とらえきれないのである。物理的状態と心的状態の集合を用意して、その間の対応を考えるのでは、構図としては素朴な二元論、あるいは反応選択性のドグマとあまり変わらないのである。

マッハの原理の精神を本当に生かすためには、対応関係のメタファーを超える必要があるのだ。

対応関係のメタファーを超えるのは難しい。現時点では、どのような形式が対応関係のメタファーを超える上で役立つかは分からない。しかし、何とか、対応関係のメタファーを超えて、ニューロンの発火のパターンとクオリアが「ぴったりと寄り添った」感じを表現しなければ、本当にクオリアとは何なのか、分かったことにならないだろう。

対応関係のメタファーを超える動きの中で私が注目しているのが、ドナルド・デイヴィドソンの「重生起」*（supervenience）の概念である（supervenience の訳語としては、「付随性」や「重ね描き」というものがあるが、ここで私が注目している原語のニュアンスは伝わってこない。そこで、私は、対応関係のメタファーを超えるための概念として、ここでは「重生起」という訳語を用いる。「重生起」という訳語でも、原語のニュアンスは十分に伝わらないから、本来は supervenience という言葉をそのまま用いた方がいいかもしれない）。

一九七〇年に書かれた論文の中で、デイヴィドソンは「重生起」の概念を、次のように説明している。

心の属性は、何らかの意味で、物理的な属性に依存、ないしはその上に「重生起」される。このモデルの下では、物理的状態が同じなのに、心の状態が異なるということはあり得ない。また、心の状態が変化する場合には、必ず物理的状態も変化しなければならない。

デイヴィドソンの言葉を、現代神経科学の言葉で言い換えれば、次のようになる。

心の属性は、何らかの意味で、ニューロンの活動の物理的属性に依存、ないしはその上に「重生起」される。このモデルの下では、ニューロンの活動の物理的状態が同じなのに、心の状態が異なるということはあり得ない。また、心の状態が変化する場合には、必ずニューロンの活動の物理的状態も変化しなければならない。

右のように言い換えれば分かるように、今日の神経生理学の観点から言えば、デイヴィドソンは、それほど特別なことを言っているのではなく、当たり前のことを言っているのである。

それでも、私が、対応関係というよりは、「重生起」という概念が、ニューロンの発火のクラスターのパターンとクオリアの間の関係を記述するのに有効だと考える理由は、「重生起」には、「対応関係」には含まれていない次のようなニュアンスがあるからだ。

(1) 「対応関係」は、まずは独立なものとして二つの集合を措定した上で、それぞれの集合の中の要素の間の関係を考える。それに対して、「重生起」の方は、二つの属性が「ぴったりと寄り添った」ものとして、関連性を持っているという感じがある。

(2)「対応関係」には、時間が明示的には含まれていない。一方、「重生起」の場合は、一方（例えばニューロンの発火）が、他方（例えばクオリア）と密接に連動して、まさに今生じつつあるというニュアンスがある。その意味で、時間が明示的に含まれている。

(3) 以上のことからも分かるように、「重生起」の概念には、因果性*が本質的に取り込まれている。一方、「対応関係」は、本来的に因果性を含まない。

右に挙げたように、「重生起」という概念には、「対応関係」では表現されていない、様々なニュアンスがある。もちろん、重生起という概念だけで心脳問題にブレイクスルーを起こすことは無理である。だが、「重生起」に付随する、「対応関係」ではとらえ切れていないニュアンスを何とか数学的に表現しようという努力が、何らかのブレイクスルーにつながるかもしれない。

## 物理的時間と心理的時間

以上で見たように、「対応関係」というメタファーの中には、時間は、明示的な形では含まれていない。一方、「重生起*」は、時間を明示的に含んだ、「ニューロンの発火パターン」と「クオリア」がぴったりと寄り添った関係を表す概念なのである。

以下では、「対応関係」というよりは「重生起」というメタファーでニューロンの発火のクラスターのパターンとクオリアの関係を考えていく。

そこで、まず、時間という側面から、両者の関係を見ていこう。

私たちの心の中にクオリアを生じさせるニューロンの発火のクラスターは、ニューロンの活動膜電位がシナプスにおいて神経伝達物質の放出を起こし、それがシナプスの後側のニューロンの活動膜電位を起こし、それがまた次のニューロンの活動膜電位を起こすというように、シナプス相互作用が連鎖して生じた結果として起こる。この際、活動膜電位がニューロンの細胞体から長く伸びたケーブルのような構造である軸索（アクソン）を伝わっていったり、シナプスで放出された神経伝達物質がシナプスの後側のニューロンに伝わる過程で、有限の物理的時間が経過する（図3・2）。

あるニューロンが発火し、シナプスを通して後側のニューロンに神経伝達物質を放出し、その結果シナプスの後側のニューロンが発火する、この間にどれくらいの時間が経過するかは、一概に言うことができない。シナプスの後側のニューロンが発火するためには、一つのニューロンだけでなく、多数のニューロンからのシナプスを通して入力を受けなければならないし、また、一つのニューロンに、複数の発火の影響が蓄積される場合もあるからである。今、仮に、シナプスを通してシグナルが伝達されるのに、二〇ミリ秒の時間がかかったとする。この時、例えば、五回のシナプス相互作用を経由してつながったニューロンの発火のクラスターが形成されるためには、一〇〇ミリ秒の時間が必要となる。実際、視覚刺激を提示してから、形態視の中枢である下側頭野や、運動視の中枢であるMT野のニューロンが発火するまでの潜時として一〇〇ミリ秒というのは通常の値である。

このように、私たちの心の中にクオリアを生じさせるニューロンの発火のクラスターは有限の物理的時間が経過しないと形成されないのに、このクラスターの上に重生起す

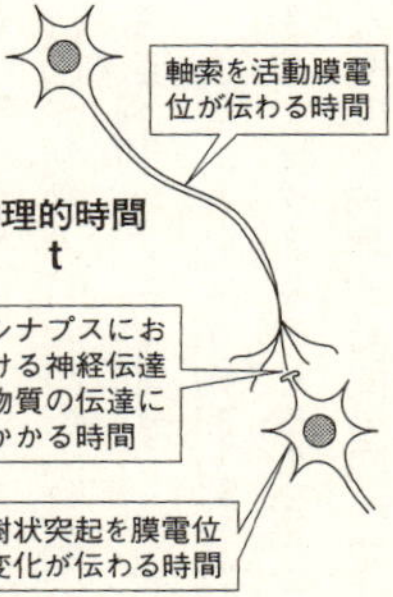


**図3・2　信号伝達における物理的時間の経過**
ニューロンからニューロンへ信号が伝達される際には、一定の物理的時間が経過する。

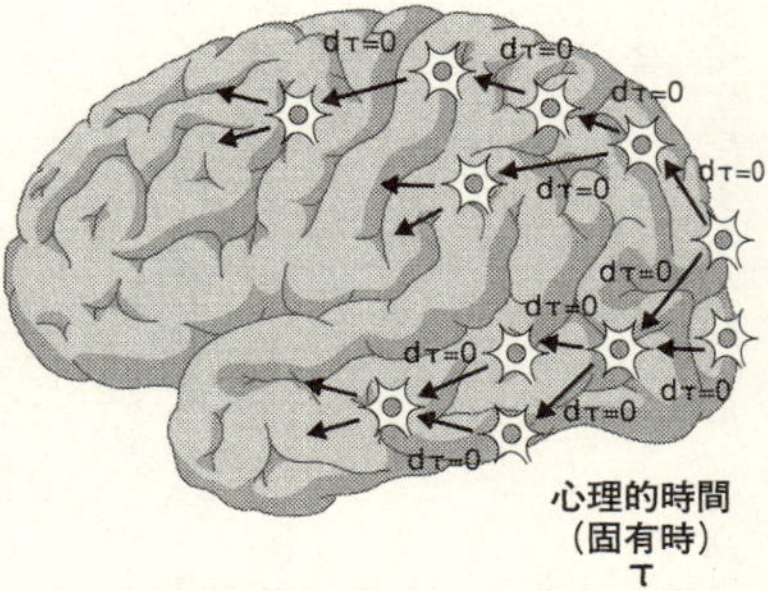


**図3・3　ニューロンの発火のクラスターと心理的時間**
クオリアを生み出すニューロンの発火のクラスターが生まれる際には、100ミリ秒程度の物理的時間が経過するが、心理的時間の中では、瞬間として認識される。

るクオリアは、私たちの心の中の「瞬間」に感じられる。例えば、視野の中に赤のクオリアが感じられる時、それは、ある「心理的な瞬間」に感じられるのであって、物理的時間の経過とともに「徐々に」感じられるのではない。ニューロンの発火が、一つのニューロンから次のニューロンへとシナプスを通して伝わる過程で、たとえ有限の物理的時間が経過したとしても、心理的な時間の中では、それは一瞬に「潰《つぶ》れている」。例えば、「赤」のクオリアを生起させるニューロンの発火のクラスターが形成されるのに一〇〇ミリ秒の時間が経過しても、私たちはその赤のクオリアを、心理的時間の中ではある「瞬間」に感じるのである（前ページ図**3・3**）。

心理的な時間が物理的な時間の上に重生起する過程は、ニューロンの発火のクラスターの上にクオリアが重生起する過程と一体となって起こるはずである。従って、心理的な時間と物理的時間の間の関係は、ニューロンの発火のクラスターの上にクオリアが重生起するというモデルと整合性を持つものでなければならない。

こうして、心理的時間が物理的時間の上に重生起する場合のルールが見えてくる。すなわち、たとえ、あるニューロンから次のニューロンへ信号が伝達される際に物理的時間としては有限の時間が経過したとしても、それは、心理的な時間の中では無視される。心理的な時間の中では、シナプスを通して信号が伝達される物理的な時間の経過はなかったのと同じになるわけである。

シナプスの相互作用に有限の物理的時間がかかっても、それは、心理的時間の中では一瞬に潰れてしまう。

このような、心理的時間が物理的時間の上に重生起する時のルールを説明するのが、「相互作用同時性の原理」*である。ここに、相互作用同時性とは、あるシステムの中で、相互作用が伝わっていく間は、物理的時間が経過したとしても、その時間の経過はなかったことにしましょうというルールである。このようなルールに基づいて構成された時間を、そのシステムの固有時という。システムによって、その中の相互作用の伝わり方は異なる。従って、個々のシステム毎に、固有時も異なるものになる。

もともと、固有時は、アインシュタインが一九〇五年に提案し、一九〇八年にミンコフスキーが数学的にきちんとした形にした相対性理論の中で生まれてきた概念である。相対性理論の場合、相互作用は光、あるいは一般的に質量ゼロで光速度で伝わる粒子によって媒介されるものを考えている。従って、相互作用同時性は、「光が伝播する間は固有時が経過しない」という形で表現される。このような固有時から構成されるのが、相対論的時空構造であり、現代的な意味での物理的時間の背景にある。このようにして生まれてくる物理的時間は、厳密に言えばニュートン力学における座標時とは異なる。

一方、脳というシステムの場合、ニューロンの間のシナプスの相互作用に基づいて、固有時が決められることになる。この相互作用の伝播速度は、光の速度にくらべてはるかに小さい（例えば、活動膜電位が軸索を伝わる速度は、せいぜい毎秒一〇〇メートルであり、光の速度の毎秒三〇万キロにくらべて六桁も小さい）。脳を考えている限り、光速に近いような現象は出てこないから、とりあえず相対性理論以前のニュートン的な時空構造を考えていれば足りる。従って、神経ネットワークにおける相互作用同時性と、相対性理論における相互作用同時性は同じものにはならない。

相対性理論を特徴づけている光速度にくらべれば、時間的にゆっくりと変化するプロセスが、神経ネットワークにおける相互作用同時性を特徴づける。相対性理論と神経ネットワークに共通しているのは、「相互作用が伝達されている間は、固有時が経過しない」という仮定だけである。神経ネットワークの性質に基づき、相互作用同時性によって決められた固有時が、心理的時間の性質を決めているのである。

相互作用同時性は、マッハの原理の下で、ニューロンの発火のクラスターとして私たちの心の中のクオリアが成立することの、当然の帰結である。なぜならば、クオリアを重生起させるニューロンの発火のクラスターが形成されるプロセスの中で有限の物理的時間が経過したとしても、私たちの心理的時間の中では、それが「一瞬」に潰れていないと困るからだ。

こうして、相互作用同時性は、マッハの原理からの自然な結論になるのだが、実は、もう一つ、相互作用同時性を導く根本的な原理がある。

それは、「因果性」である。

## 心の本性と因果性

先に、単なる対応関係と比較して、「重生起」の概念は、「因果性」*をその中に含んでおり、このニュアンスの違いが、将来「対応関係」を超えた数学的なフォーマリズム（表現）を構成する上で重要になるだろうと述べた。

実は、固有時や、固有時を導く原理としての相互作用同時性は、因果性の概念と深く関係しているのである。

ここで言う「因果性」は、日常生活で言う「原因」と「結果」とは少し違う。そのような、人間の認知構造に影響を受けるような関係ではなくて、典型的には物理学で見られる、「あるシステムのある時刻の状態が与えられた時、そこから、何らかのルールに基づき、システムの次の時刻の状態を導くことができる」という性質である。

因果性は、時間の流れと深く関わる概念だ。実は、あるシステムに因果性が成立するためには、そのシステムにおける時間のパラメータは相互作用同時性に基づく「固有時」で構成されなければならないことが分かる。というのも、ある時刻におけるシステムの状態から、次の時刻におけるシステムの状態が導かれるためには、システムの要素の間の相互作用が、その時刻の中で完結していなければならないからだ。例えば、二つの要素A、Bからなるシステムを考えよう。AとBは相互作用し合い、その結果としてシステムが時間的に変化する。この時、ある時刻におけるシステムの状態から、少し後の時刻におけるシステムの状態を導き出すためには、その時刻におけるAとBの相互作用の様子を知らなければならない。もし、相互作用の伝播に遅れがあると、さらに前の時刻のシステムの要素の状態も取り入れないと、システムの時間的変化が記述できない。因果性を満たし、微分方程式でシステムの時間変化が表せるためには、要素の間の相互作用が、すべて、ある時刻の中で終了していなければならないのである。このことから、因果性が満足されるためには、時間のパラメータを、相互作用が伝播している間は経過しない固有時として構成しておかなければならないことが分かる。固有時を通して時間を考えることは、相互作用の伝播にかかる時間を無視して、相互作用があたかも一瞬のうちに伝わってしまうかのように扱うことを可能にするのである。

例えば、相対性理論において、相互作用を媒介する粒子は光子である。光子が空間を伝播していく時に、固有時が経過しないということは、因果性が保証されるために必要なことなのである。実際、相対性理論は、時空の因果性の構造に関する理論だと言っても過言ではない。

相互作用同時性の原理から私たちの心理的時間の性質を説明しようという試みは、物理的プロセスと心理的な表象を結び付けるものが「因果性」であるという大きな世界観の下に展開されている。

私たちの心の本性は、いまだその正体が何なのか分からないが、どこか深いところで因果性が関係しているのかもしれない。

私たちの心の中のクオリアが、脳の中のニューロンの発火のクラスターにどのように重生起するかという理論モデルは、まだまだ発展途上にある。現時点では、いくつかの基本的な考え方が浮かび上がってきているだけである。相互作用同時性も、そのような基本的な考え方の一つである。

相互作用同時性は、いわば「時間」の側面から、クオリアがどのように重生起してくるのかを記述するものである。心理的な時間に加えて、クオリアがニューロンの発火のクラスターの上に重生起する様子を記述するモデルは、

(1) 個々のクオリアの質感（緑の質感、赤の質感、水の冷たさの質感、ヴァイオリンの音の質感）が、ニューロンの発火のクラスターのパターンから、どのようにして生まれてくるのか？

(2) 右のようにして生まれてきたクオリアが、時間的な秩序に加えて、空間的な秩序の中に配列される際にそれを決めているルールはどのようなものか？

(2)の問題については、第6章で「結び付け問題」を議論する際に基本的な考え方を述べる。

ここでは、(1)の問題について基本的な考え方を説明しよう。「赤」や「青」、「冷たさ」、「ヴァイオリンの音」といった個々のクオリアがどのように表現できるか、これらのクオリアをどのようにとらえるかという問題は、心脳問題でおそらくは最後まで残るハード・プロブレムである。

色を、二つの変数でパラメータ化する国際的な標準機構は、存在することは存在する。

この場合、これらの二つの変数は、光の波長構成から計算される。二つの変数の値を指定すれば、ある特定の色が指定できるようになっているのである。しかし、このように二つの変数の組と色の間に対応関係をつけても、色のクオリアの本質を表現したことにはならない。早い話が、色を指定している二つの変数は、単に二つの実数に過ぎないからである。二つの実数が、色の本質だと言われてもピンと来ないだろう。同じように、音の周波数構成から、ヴァイオリンの音やフルートの音が特徴づけられたとしても、それは音色のクオリア自体を把握できたことにはならない。周波数構成と音色のクオリアの間に対応関係がついても、それは、音色のクオリアの質感の本質には届いていない。

色や音色のケースのように、現在きわめて原始的な形ではあるが存在しているクオリアのパラメータ化は、全て物理的刺激のパラメータとクオリアの間の対応関係を問題にするものである。このようなアプローチは、基本的に反応選択性のドグマと発想が同じである。反応選択性のドグマは、ある特定の物理的刺激のパラメータ値に対してのみ生じるニューロンの発火パターンから、クオリアが生じるとする考え方だからである。クオリアを物理的刺激のパラメータで特徴づけようとする試みも、反応選択性から特徴づける試みも、私たちの心の中にクオリアを生み出すものは、ニューロンの発火のクラスターの中の発火の相互作用であるというマッハの原理から見れば妥当なものではない。

クオリアと何かの間に対応関係をつけるとするならば、ニューロンの発火のクラスターとの間に対応関係をつけるのが自然である。

もし、ニューロンの発火のクラスターのパターンと、様々なクオリアの間に対応関係をつけることができたら、そのようなスキームは右のようなクオリアの物理的刺激の性質によるパラメータ化の試みよりも一歩進んだものとなる。

もちろん、すぐ後で再び議論するように、本当にクオリアの本質を摑んだと言えるためには、対応関係のメタファー自体を超えなければならない。それはそれとして、ここでは、とりあえず、ニューロンの発火のクラスターのパターンと私たちの心の中のクオリアの対応関係がどう定式化できるか、そのシナリオを示そう。

対応関係を考える時に中心的なアイデアになるのは、私たちの心の中のクオリアの不変性の問題である。つまり、物理的な時間、空間の中に存在するニューロンの発火に、ある一群の変換を施しても、私たちの心の中に生じるクオリアは変化しないということである。

単純な不変性からはじめよう。

今、ある脳の中のニューロンがある時刻に、あるパターンをもって発火していたとしよう。この時、脳の中に形成されているニューロンの発火の間の相互関係から、この脳の持ち主である「私」の心の中に、ある特定のクオリアの集合、表象の集合が生まれていると仮定しよう。今、ニューロンの発火の相互関係をそのままに保ったまま、次のような変換を施すことを考える。すなわち、「時間を一定値進めたり、遅れさせたりする」（時間並進）、「空間的に一定の方向に、一定の距離だけ移動する」（空間並進）、「空間の中で回転させる」（回転）、「鏡に映った像に変換する」（鏡像）などの変換をすることを考えるのである（**図3・4**）。「マッハの原理」では、このような変換を施しても、ニューロンの発火の間の相互関係が変化しない限り、私たちの心の中のクオリアや、表象も変化しないとする。すなわち、ニューロンの発火に対して時間並進、空間並進、回転、鏡像などの変換をさせても、私たちの心の中のクオリアは不変のまま保たれるという性質を持っているわけである。

　時間や空間について並進すると、環境や記憶なども変化してしまうから、私たちの心の中のクオリアなどの表象も変化してしまうと考えがちだが、右で、「ニューロンの発火の相互関係をそのままに保ったまま」とあるので、そのような可能性は排除される。あくまでも、思考実験として、ニューロンの発火パターン、相互関係はそのままに保ったまま、右のような変換を施すことを考えようというわけである。その際、私たちの心の中のクオリアは不変なのではないか、そして、そのことが、クオリア自体の性質につ

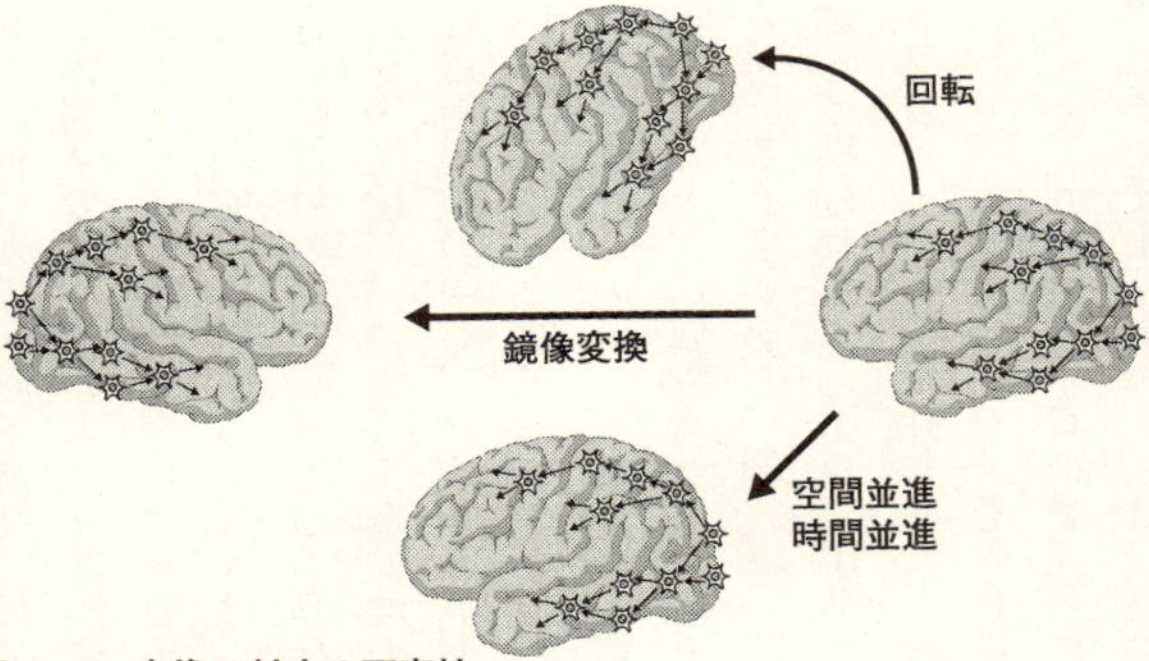


図3・4　変換に対する不変性
ニューロンの発火の間の相互関係が一定である限り、並進、回転、鏡像などの変換を施しても、心の中の表象は不変であると考えられる。

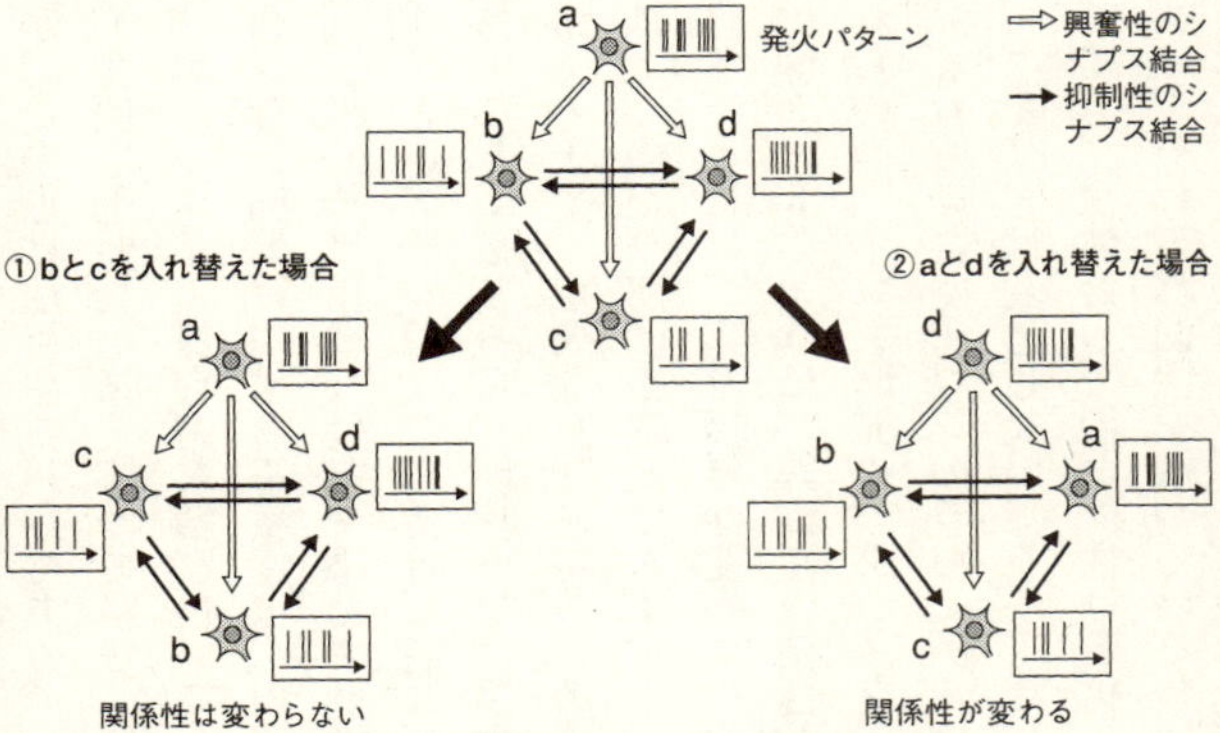


図3・5　関係性を変えない変換と変えてしまう変換
a〜dのような結合をもつニューロンの発火パターンにおいて、お互いに等価なbとcを入れ替えても関係性は変わらないが（①)、aとdを入れ替えると、関係性が変わってしまう（②)。

いて、何らかの示唆を与えるのではないか、この点に注目するわけである。

物理学では、このような変換に対する不変性は重要な意味を持っている。例えば、あるシステムの時間並進に対する不変性は、エネルギーの保存則と結び付いている。同様に、空間並進に対する不変性は、運動量の保存、回転に対する不変性は、角運動量の保存と結び付いている。このような自然法則を導く際に重要な役割を果たす変換も、一種の思考実験だ。このような物理のアプローチとのアナロジーで言えば、右に挙げたような思考実験の中で、クオリアが不変性を持つこと（もちろん、現時点では仮説に過ぎないが）は、クオリアというものの性質を考える上で、重要な意味を持つと考えられる。

右に挙げたのは、どちらかと言えば単純で「当たり前」の変換に対する不変性であるが、クオリアの属性をとらえたモデルを作るためには、より複雑な変換に対する不変性を考える必要がある。例えば、前ページの**図3・5**のように、興奮性の結合と抑制性の結合で結ばれたニューロンがあって、これらのニューロンの発火のクラスターによってあるクオリアが心の中に生じたとしよう。これらのニューロンのうち、例えば①のように、b、cのニューロンを入れ替えても、クオリアは変化しないだろう。なぜならば、b、c、dのニューロンを任意に入れ替えても、全体としての関係性は変化しないからだ（そもそも、b、c、dの各ニューロンは、それぞれ個性を持っているわけではなく、全体の関係性という文脈の中で見れば、お互いに等価で、入れ替えてもシステムとしての性質は全く変わらない)。一方、もし②のように、aとdのニューロンを入れ替えてしまうと、ニューロンの発火の間の関係性は変わってしまう。ただし、それぞれのニューロンの発火パターンや、シナプス結合のパターンは変化しないものとする。この場合には、このニューロンのクラスターの上に重生起するクオリアも変わってしまうだろう。

もちろん、実際の脳の中でニューロンが入れ替わってしまうことはない。右のような変換は、あくまでも思考実験である。物理学において、変換に対する不変性がエネルギーや運動量などの基本的な物理量の性質を定義する上で重要だったように、クオリアという心の中の表象の基本的な単位の性質も、以上のような思考実験に基づく議論によって明らかにできる可能性があるのである。

以上、心理的時間や、変換に対する不変性という観点から、ニューロンの発火とクオリアとの関係を見てきた。

私たちは、どうしても、あるニューロンの発火と、私たちの心の中の表象が対応しているというメタファーに基づいて、心脳問題を考えがちである。すなわち、物質的過程としての脳と、クオリアのような表象が住まう私たちの心を全く別のものとして措定し、その上で両者の関係を論じるというようなアプローチを取りがちなのだ。しかし、本当はこのような考え方は間違っている。脳の物質的過程を離れて心は存在しない。心は、脳という物質と切り離された何かではなく、脳という物質的過程に「ぴったりと寄り添っている」ものなのだ。このような心と脳の関係をデイヴィドソンの重生起の概念は表しているわけだが、その方向で心と脳の関係をきちんと定式化できたモデルは存在しない。

先に示したマッハの原理、相互作用同時性、あるいはニューロンの発火に対する変換における不変性といった議論のやり方は、コンピュータのコードや反応選択性といった、従来の対応関係に基づく議論と異なっている点を強調しておきたい。最も重要な相違点は、「因果性」*との関係である。コンピュータで採用されているコード体系や、反応選択性のドグマにおける対応関係は、神経ネットワークにおける因果性との直接の結び付きを持たない。一方、マッハの原理、相互作用同時性、あるいはニューロンの発火に対する変換における不変性という議論は、物理学を典型とする近代自然科学において中心的な役割を果たしてきた因果性の概念に深く結び付いている。

おそらく、真の革命は、物質という概念と、心的表象という概念が対立的なものではなく、一つの何らかの概念に融合された時に起こるのだろう。私は、そのような革命の際に本質的な役割を果たすのが「因果性」の概念だと思っている。だから、マッハの原理や相互作用同時性といったアプローチは、方向としては間違っていないはずだ。だから、私としては、このようなアプローチの先に、何とかブレイクスルーを起こそうと努力している。

現時点でおそらく言えるのは、マッハの原理に基づいて、シナプス相互作用によって結ばれたニューロンの発火のクラスターからクオリアが生まれてくるだろうということ、私たちの心理的時間を生み出している原理は相互作用同時性だろうということ、また、ニューロンの発火のクラスター内部の相互関係とクオリアの対応を考える時には、様々な変換に対する不変性を考えるのが有効だろうということ、これくらいである。

クオリアを巡るその他の問題は、まだまだ暗闇の中に沈んでいる。

やはり、単なる対応関係に基づく表現ではなく、因果関係の連鎖に「ぴったり」と付いた形で、ニューロンの発火とクオリアが対応していないと困るのだ。このためには、ニューロンの発火パターンとクオリアの対応関係を記述する様々な数学的表現が開発されなければならないと思われる。相互作用同時性は、おそらく前提にしていいだろう。次にやるべきことは、ニューロンの発火に対する変換における不変性というアイデアが、神経生理学の知見に照らし合わせてクオリアを理解する上でどれくらい有効かを検証できるような定式化を作ることだろう。

様々な課題を全て満足するような数学ができたとしても、私たちが、クオリアという深いミステリーを解明できるかというと、その保証はない。赤いものを見た時の「赤いクオリア」の質感と、今まで自然科学の中で説明の道具として使われていた数や、量、シンボル、方程式といったものと一体どのようにして結び付ければいいのか、これは、考えれば考えるほど、途方にくれるような問題である。
まさにクオリアの問題は心脳問題の掛け値無しのハード・プロブレムなのである。

# 第4章
# 主観性としての「私」

## 「私」という視点が生まれるとき

以上、第3章までで、脳の中のニューロンの発火と私たちの心の中の様々な表象を結び付ける原理について、現時点で私が持っている仮説について述べた。

この章では、今までの議論を受けて、新しい観点から、私たちの脳の中のニューロンの発火と私たちの「心」の間の関係を考えていきたいと思う。

すなわち、「私」という視点が生じるのはどうしてか、脳の中のニューロンの発火としてクオリアが生じるのは良いとして、それが「私」に見えるのはどのようなメカニズムに因るのかという問題を扱いたい。「主観性*」の問題を扱うのである。

主観性＝「私が私であること」には、様々なとらえ方がある。例えば、鼻の頭に、気付かれないように色を塗っておいて、鏡の前に立たせた時、自分の鼻をなでるかどうかを調べる「ミラー・テスト」がある。自分の鼻をなでる場合、鏡の中の姿が「自己」であると認識する能力があるとされる。このミラー・テストに合格するという確実な証拠があるのは、今のところ人間とチンパンジー、オランウータンの三種の霊長類、それにイルカに限られる。ここで、鏡の中の像が自分であると認識することが「主観性」の本質であると考えては少しまずい。なぜならば、適当な画像処理を用いれば、鏡に映った像を「自己」であると認識して、特定のプロセスを開始させることは、現在の技術では十分可能なことだからだ。何よりも、そのような機能を人工的な機械に持たせることは、原理的に十分可能であることは明らかだ。もし「主観性」をこのような意味にとらえるとすれば、それはハード・プロブレムでも何でもない。機能主義的なアプローチで、十分解くことのできる問題になるのである。

この章で扱う「主観性」の問題は、

「私の心に○○が見える」

という、「私」がこの世界を様々な感覚のクオリアを通して認識しているという構造自体の起源を問うことである。あるいは、「心に見えるもの」と、「心に見えないもの」の間の違いがどのように生まれてくるかを理解したいのである。

このような意味での「主観性」のハード・プロブレムは、クオリアを巡るハード・プロブレムと深く結び付いているのである。

私は、「心に見えるもの」、「心に見えないもの」の違いをニューロンの発火の特性から説明することが、神経生理学の立場から「主観性」の問題に迫る一つの方法であると考える。具体的には、この章で詳しく議論する、「両眼視野闘争*」という現象に注目している。

私たちの左目と右目から入る像は、それぞれ異なる視角から見ているから、一般には異なっている。しかし、私たちが外界を見るとき、その視覚像は、視野の中に広がる統合されたイメージとして現れる。「両眼視野闘争」とは、私たちの脳が、左目と右目から入った異なる視覚像から、いかにして統合された単一の視覚像を作り上げるかという問題である。この問題は、しばしば、左目からの視覚像と右目からの視覚像のどちらを優先させるかという二者択一の「闘争」として現れるので、この現象を両眼視野闘争と呼ぶのである。

私は、以下の議論で、「両眼視野闘争」を具体例として、「主観性」の神経生理学的な基礎の問題を論ずることにしたいと思う。この問題は、第3章で論じたような、ニューロンの発火パターンと私たちの心の中の「クオリア」がどのように対応しているかという問題とは、性質が異なる。具体的には、ニューロンの活動の中で、「心に見えるもの」と「心に見えないもの」がどのようなメカニズムによって分けられるか、この基準を明らかにすることこそが、「主観性」の神経生理学的な基礎を解明することにつながると私は考えるのである。

私が、「主観性」の問題が脳と心の関係を考える上で避けて通れない問題であることを認識したのは、一九九八年の初頭に、当時金沢工業大学人間情報システム研究所にいらした村田勉さん（現・情報通信研究機構関西先端研究センター主任研究員）の研究室を訪問していた時のことであった。そこで、村田さんの研究テーマの一つである、両眼視野闘争のデモンストレーションを見せていただいたのである。

もちろん、両眼視野闘争という現象は、以前から知っていた。しかし、知識として知っているということと、自らそれを体験するということは、別の問題である。

このデモンストレーションを見て、私は、「主観性」の問題が、自意識などの意識の高次の問題を理解する上ではもちろん、ニューロンの発火パターンに対応して、私たちの心の中にどのようなクオリアが生じるかという問題を考える上でも避けて通れない問題であることを悟ったのである。それは、私が脳研究をはじめたばかりの頃、クオリアが物理主義的世界観の全く外側にある概念であることを理解して以来の、私自身にとって二度目の重量級の衝撃であった。

私たちの二つの眼球の水晶体レンズを通して、右、左の網膜上に投影される視覚像は異なる。それにもかかわらず、私たちが、統合された視覚像として外界を認識することができるのは、両眼視野闘争を通して、どちらかの目から入った情報が優先されるからである。特に、視野の中央を通る正中線の付近では、両目の近くにある物体の像は、右目の網膜と左目の網膜の上に投影される視覚像が大きく異なる。近くの物体を異なる視角から見ることによって、物体の異なる側面が右、左それぞれの目に入るからである。このような場合、私たちの脳は、右目か左目かのどちらかの「利き目」からの像を優先させることによって、その物体の統合された視覚像を構成している。つまり、利き目からの視覚像だけが、「心に見えるもの」になり、もう一方の目からの視覚像は、「心に見えないもの」になるのである。

あなたは、あなたの利き目がどちらか知っているだろうか？　利き目が左目か右目かを確認するためには、自分の人さし指を自分の鼻の前辺りに置いてみる。まずは、両目で見て、その視覚像を確認する。それから、右目と左目を交互に閉じてみる。目を閉じた時に、指の像が変わったとしたら、閉じた方の目が利き目である。例えば、左目を閉じた時に視覚像が変われば、左目が利き目であるということになる（図4・1）。

両目を開いている時には、両眼視野闘争が起きている。左目が利き目だとすると、右目、左目からの人さし指の像のうち、利き目である左目が優先され、私たちの心に見えるものとなる。この時、右目からの視覚像は抑制され、心の中にクオリアとして見えることはない。もちろん、右目からの視覚情報も、私たちの脳の中の神経ネットワークを通して解析されている。右目からの像は、左目からの像との比較を通して、三次元の奥行きの知覚をもたらすという形で利用されている。しかし、私たちの心の中に見える像はあくまでも利き目である左目からの像であって、右目からの像は見えないのである。この場合の両眼視野闘争においては、利き目である左目が勝っているわけである。

両眼視野闘争が起きている状況の下で、左右の目のいずれかを閉じると、どのようなことが起こるのか、もう少し詳しく見ていこう。

まず、利き目である左目を閉じたときには、左目からは視覚情報が脳の中に入ってこなくなる。この際には、今まで抑制されていた右目からの視覚情報が、心の中に浮かび上がってくる。利き目ではない右目からの視覚像にチャンスが巡ってくるわけである。利き目である左目を閉じることによって、私たちの心の中に見える像は、左目から入力

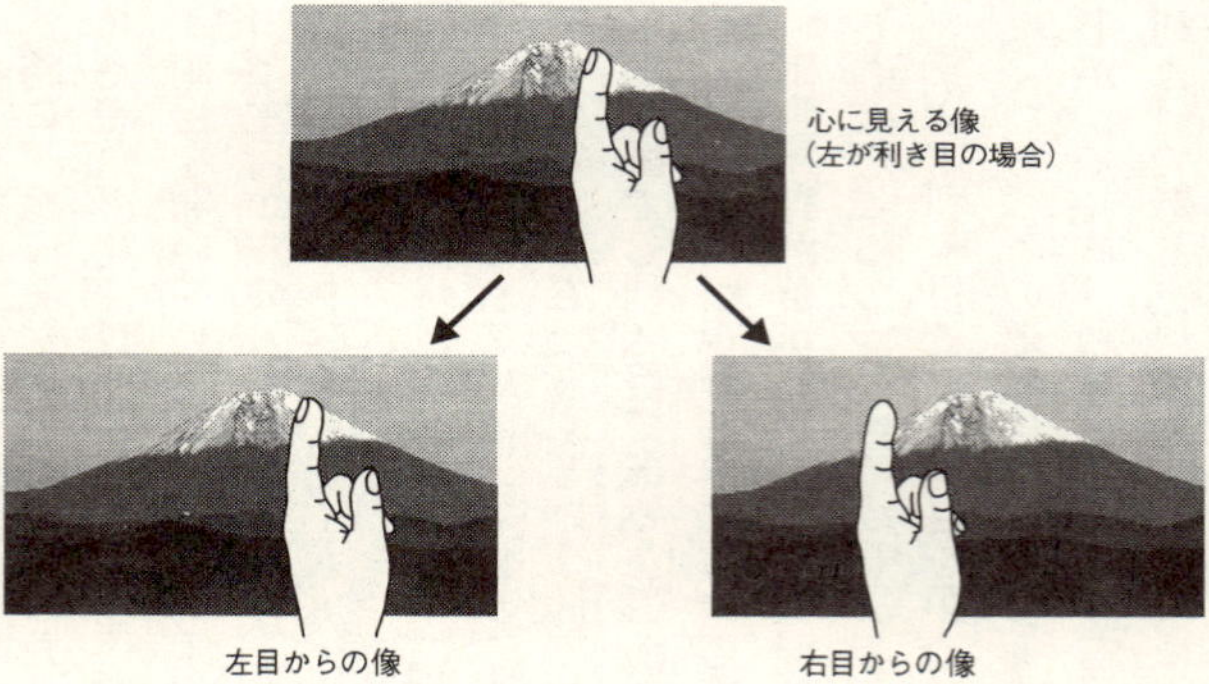


**図 4・1　利き目を確認する方法**
指を顔の近くに置き、両目で見た状態から、右目、左目を片方ずつ閉じた時、心の中の像が変わる方の目が利き目である。この図の場合、左目が利き目になっている。

した像から、右目から入力した像に変わる。図４・１のように左手の人さし指を鼻の前に置いて、利き目である左目を閉じた時には、左目を開いている時に比べて人さし指の腹側がよりよく見えるようになる。このように、利き目を閉じた時には、私たちの心の中の視覚像は、利き目から来た視覚像から、もう一方の目から来た視覚像に変わる。利き目を開いたり閉じたりすることをくり返すと、心の中の像はそれに応じて切り替わることになる。

一方、利き目でない方の目を閉じても、私たちの心の中の像は変わらない。なぜならば、もともと利き目からの像が優先して心の中に見えていたわけで、利き目でない目を閉じても、その目からの視覚情報は最初から心の中に見えていなかったのだから、私たちの心の中の像が変わることはない。もちろん、利き目でない目を閉じることによって、視角差による距離の情報が失われ、その結果奥行きの知覚の一部が失われるはずである。しかし、利き目でない方の目を閉じても、実際には、利き目で見える範囲の視覚像を構成するクオリアには、ほとんど変化が現れない。このことは、奥行きの知覚が、色のクオリアやテクスチャのクオリアのような鮮明な性質を持ったクオリアを伴って行われるのではなく、むしろ、「奥にある感じ」という抽象的なクオリアを伴って生じることを示している。

さて、もし、左目が利き目だとすると、右目を閉じても、視野の中心付近の視覚像にはほとんど変化がない。だが、実際には、右目を閉じた時に、心の中に見える視覚像の全体としては変化が生じているはずである。すなわち、今まで見えていた右側の視野の一部が見えなくなるはずである。

普段、私たちが両目を開いている時は、**図4・2**のような、横長の楕円形のような視野を通して世界を見ている。この視野は、両眼視野闘争という観点から見ると、三つの領域からなっている。まず、楕円形の右端及び左端に、それぞれ右目、左目からしか見えない領域がある。これらの視野の部分は、その領域を唯一見ることのできる右目、左目からの視覚像から構成されている。

一方、正中線を挟んだ視野の中央の領域は、右目、左目からの情報の入力がオーバーラップしている部分である。この部分において、両眼視野闘争が生じる。鼻の前に置いた指の例のように、この中央の領域においては、利き目からの視覚入力が優先され、そちらからの視覚像だけが見える。もう一方の、利き目ではない目からの視覚入力は心の中で見えない。

左目が利き目だとすると、図4・2のように、視野の左端から正中線を右側に少し越えた領域までが、左目からの入力に基づいて構成される領域だということになる。一方、視野の右端までの残りの領域は、右目からの入力に基づいて構成されていることになる。すなわち、正中線の右側に、左目からの入力によって構成される領域と、右目からの入力によって構成される領域の境界があるということになる。私たちは、横に長い楕円の形に広がっている視野は、滑らかにつながった単一のものという印象を持っているが、

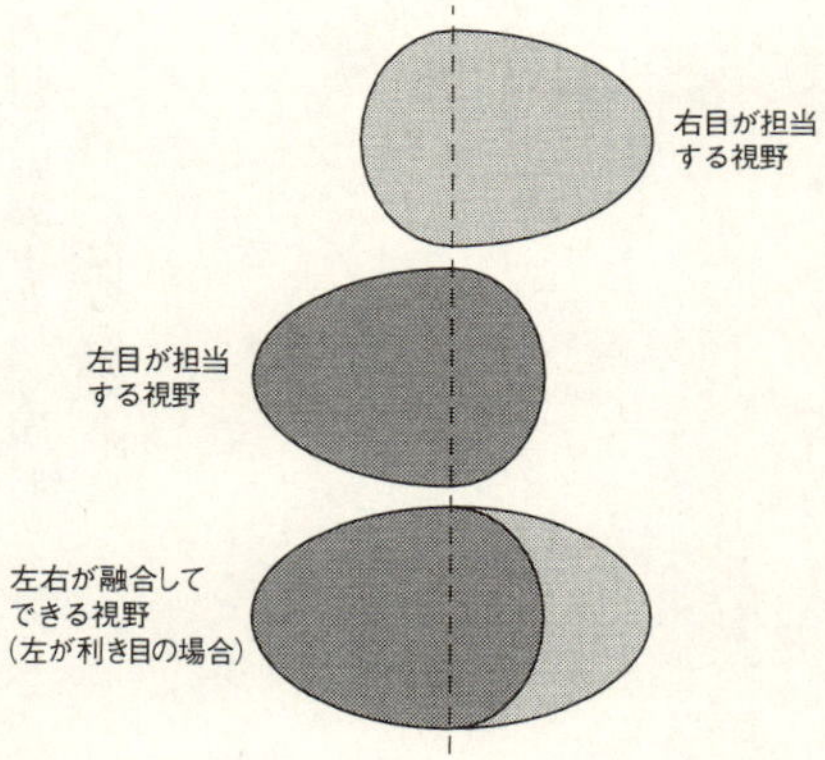


**図4・2　両眼からの入力に基づく視野の構成**

両眼視野闘争という観点から見ると、右のように異なる性質の領域をつないだものだということになるのである。

## 縦縞と横縞の闘争

両眼視野闘争*は、今見たように、私たちの視覚において常に起こっている、「ありふれた現象」である。私自身も小学生の頃、よく、授業中に、自分の顔の前に指を出して、両目を交互に閉じて視覚像の移り変わりを楽しんでいた。

一方、視覚心理の専門家が研究対象としている両眼視野闘争は、もう少し「ドラマティック」な現象である。特殊な実験系を用いて、日常生活ではあり得ない視覚刺激の組み合わせを右目、左目それぞれを通して入力してやる。このような状況でも、私たちの脳の中の視覚情報処理系は、右目と左目からの入力から、何とかして統合された視覚像を作り上げようとする。その結果、とても興味深い現象が生じる。

日常の視覚体験で生じている両眼視野闘争の場合には、右目、左目から入力する視覚像は、視野の同じ場所（例えば、正中線の近辺）にある同一の物体を異なる角度から見た像である。この場合、右目、左目から入力する視覚像の間には、高度の相関関係がある。例えば、指を鼻の前に置いた場合に右目、左目から入力する指の像は、同一の立体（指）を異なる角度から見た像であるから、お互いに関連している。この場合、両眼視野闘争を通して統合されてできあがった視覚像は安定しており、時間とともに変化することはない。鼻の前に指を置いた時のような自然な視覚刺激における両眼視野闘争は、「整合性」と「安定性」という、二つのキーワードでまとめることができる。

一方、視覚心理学者が好んで研究対象とするのは、視野の同じ場所から入力する右目、左目からの視覚刺激の相関が低い場合である。例えば、**図4・3**のように、視野の同じ位置に、右目からは縦縞、左目からは横縞を入力してやる（ある視角から見ると縦縞で、少しずれた視角から見ると横縞に見えるような物体は、自然界には存在しない）。

このような刺激を用意するには、例えば次のような方法がある。

まず第一の方法は、鏡を組み合わせた光学系を作って、縦縞、横縞の像を、強制的に右目、左目の同じ視野の位置に投射する方法である。

もう一つの方法は、眼鏡型の液晶シャッターを使い、両眼視野闘争を起こす方法である。例えば、一秒間に一二〇のフレームを提示する画像モニターがあるとする。このモニター上に、奇数回めと偶数回めのフレームに、それぞれ右目用（縦縞）、左目用（横

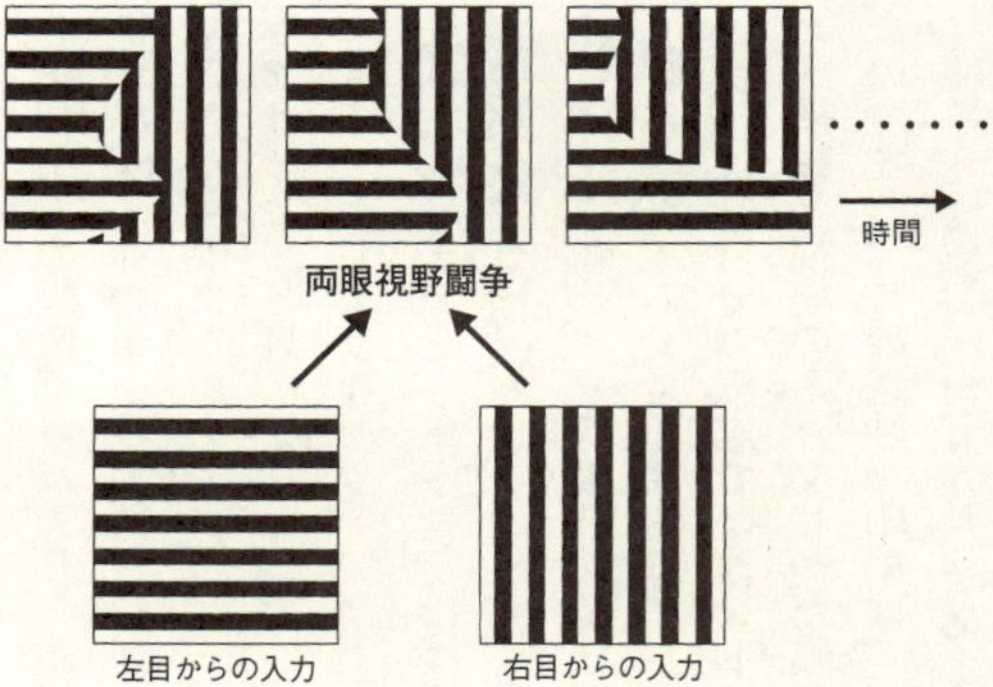


**図4・3　両眼視野闘争におけるダイナミックな「見え」の変化**
縦縞と横縞の両眼視野闘争において、心に見えるパターンは時々刻々と変わり、自分の意志でコントロールすることができない。

縞）の視覚刺激を提示させる。それに連動させて、眼鏡型の液晶シャッターを、奇数回めのフレーム提示時には右目側（縦縞）、偶数回めのフレーム提示時には左目側（横縞）だけの光を透過するようにコントロールする。このようにすると、右目からは奇数回めのフレームの画像だけが入り、左目からは偶数回めのフレームの画像だけが入る。このようなサイクルが一秒間に六〇回起こり、右目、左目に任意の異なる視覚刺激を提示することが可能になるのである。一秒間に六〇回の画面のフリップ・フロップは、意識の中ではほとんど気にならない。

さて、上のようなセットアップをして、右目からは縦縞、左目からは横縞の視覚刺激を入力してやると、ドラマティックな現象が起こる。視野のある部分では縦縞が見え、別の部分では横縞が見え、しかも、その領域の分布が、ダイナミックに変化するのだ（図4・3上図）。その変化の様子は、例えば、石鹸膜の上のカラフルな干渉縞の模様がリアル・タイムで変化する様子に似ている。かなり変化のスピードが速いのである。この変化は、自分の意志ではコントロールすることができない。あたかも、自分の目の前に、縦縞と横縞の入り交じった膜があって、その膜がかってに変化しているような印象なのである。この奇妙な印象は、一度見たら忘れることができないものである。

「縦縞 vs 横縞」の組み合わせによる両眼視野闘争の特徴は、次の三点に要約される。

(1)　視野のある特定の部分においては、二つの刺激（縦縞あるいは横縞）のうちの、どちらか一方だけが見える。両方が「融合」したような刺激が見えることはない。その意味で、視野のある特定の部分における「見え」は、排他的な、二者択一である。

(2)　二つの刺激が見える領域の間の境界は、ナイフで切ったように鋭利なものである。二つの領域の間に、ゆっくりと変化する中間的な領域が挟まれるということはない。

(3)　二つの刺激が見える領域は、刻一刻と変化する。その変化を自分の意志でコントロールすることはできないように思われる。

両眼視野闘争の様子は、右目と左目からどのような刺激の組み合わせを提示するかによって変化するが、上の「縦縞 vs 横縞」の闘争は、一つの典型例であると考えて良い。右のような両眼視野闘争の現象としての特徴は、その背景にある神経生理的なメカニズムを究明する上で重要なヒントを提供する。どのような神経生理的なメカニズムが両眼視野闘争を引き起こしているとしても、その神経生理的メカニズムは、右の両眼視野闘争の性質を説明できるものでなければならないのである。

## 両眼視野闘争は主観性のしわざ

私は、この章で、「主観性」の神経生理学的基礎を論ずることを目的としている。そして、「主観性」が脳の中でどのように成立しているかを考える上で、両眼視野闘争*が、きわめて重要な現象であると考えている。

ここでは、両眼競合視という現象が、「主観性」の問題にとって持つ意味を明らかにしたい。

両眼視野闘争という現象が示しているのは、マッハの原理に基づき、局所的なニューロンの発火パターンとして私たちの心の中に「赤」の「クオリアの素材」が成立していても、それが「私の心に見える」とは限らないということである。私たちの心の中でそのクオリアが感じられるためには、そのような「クオリアの素材」(以下では「前クオリア」と呼ぶことにする)が「私」に見えるための何らかの条件が満たされなければならないのである。

「縦縞vs横縞」の両眼視野闘争において、ある瞬間に、ある視野の位置には、縦縞が見えていたとする。この時、私の心の中には、その視野の位置に対応する「横縞」のクオリアは見えていない。しかし、この際にも、私の脳の中の局所的なニューロンの発火としては、その視野の位置に対応する「横縞」の前クオリアが成立していると考える十分な理由がある。

その理由の一つは、「縦縞vs横縞」の両眼視野闘争において、縦縞が見えている領域と横縞が見えている領域の分布の移り変わりが速いということである（図4・3上図）。もし、脳の中の局所的なニューロンの発火として「横縞」の前クオリアがすでに用意されていなければ、このような速い移り変わりにおいて、今まで「縦縞」が見えていた視野の位置に「横縞」が見えてくるのは不可能であると思われる。局所的なニューロンの発火としては、その視野の位置に対応する「横縞」の前クオリアは用意されているのであるが、何らかの理由によって、「私」にはそれが見えないだけなのだ、そう考える方が合理的なのである。

つまり、両眼視野闘争で、ある視野の位置に対応する、例えば「赤」のクオリアが「私」に見えない場合でも、大脳皮質の中での局所的なニューロンの発火パターンとしては、「赤」の前クオリアが成立していると考える方が合理的なのである。両眼視野闘争で、ある視野の位置に対応するクオリアが見えない理由を、そのようなクオリアを支えるニューロンの活動（前クオリア）自体が存在しないという理由で説明することは、どうも無理なようなのである。

右の結論が意味するところは重大である。「赤」のクオリアを例にとれば、「私」にとって赤ならば赤のクオリアが見えるためには、脳の視覚野におけるニューロンの発火パターンとして「赤」のクオリアがコードされるだけでは不十分だということになる。「赤」のクオリアが局所的なニューロンの発火としてコードされるだけでなく、さらにそれが「私」に見えるためには、別に何らかの条件が付け加わる必要がある。この「何らかの条件」こそが、まさに「主観性」であり、それが、

「私の心に〇〇が見える」

という構造を提供するものなのである。

マッハの原理によれば、私たちの心の中のクオリアは、脳の中のニューロンの発火の

相互作用を通して、自然に立ち上がってくる。例えば、「赤」という認識が成立するためには、大脳皮質のＶ４野に至る神経ネットワークの相互作用が必要である。何段階かの神経ネットワークの処理を経て、「赤」に対する反応選択性が成立するというのが従来の考え方であり、この際のニューロンの発火の相互作用を通して、クオリアが生まれてくるというのが、マッハの原理に基づく考え方である。マッハの原理に関する限り、「赤」のクオリアが成立するためには、「赤」というクオリアを成立させるために必要なニューロンの発火の間の相互作用が、脳の大脳皮質の色に関連する部分で局所的に成立すれば良いということになる。いったん「赤」の発火パターンが成立すれば、あらためてそれを観測する「ホムンクルス」*がいなくても、自動的に「赤」のクオリアが成立するというわけである。ある意味では、マッハの原理は、クオリアを観測する「主観性」を持った主体の問題を、巧みに避けているように見える。

　マッハの原理の枠内で考える時には、脳の中の神経ネットワークにおいて、相互作用で結ばれたニューロンの発火のクラスターの時空間パターンが、あるクオリアの性質を考える時に必要十分な情報であった。例えば、「赤」というクオリアの、あの言葉では言い尽くせない感じは、赤のクオリアに対応する脳の中のニューロンの発火のクラスターの時空間パターンによって引き起こされている。私たちの脳の中には、ある心理的瞬間には、このようなマッハの原理によって記述されるクオリアの集合がある。これらの集合は、「私の心に○○が見える」の○○の部分を提供する。ただ、これらのクオリアの集合は、それだけでは「私の心に見えるもの」にならない。これらのクオリアの集合が私たちの心に見えるようになるのは、「私の心に○○が見える」という「主観性」の構造によるものなのだ。

論理的に言えば、私たちの心の中で認識されるものの性質と、そもそも認識を成り立たせる「主観性」の構造、すなわち、

「私が○○を認識する」

という問題は別である。従って、「主観性」自体は、脳の中のニューロンの発火によって成立するのではなく、何か別のメカニズムによって成立している可能性がないわけではない。例えば、「たましい」のようなものが実際にあって、私たちの「主観性」を支えているかもしれない。実際、「主観性」の問題の難しさは、過去、多くの論者に、物質としての脳以外の何らかの実体（それを「たましい」と呼ぶかどうかは別として）を仮定するという道を選ばせてきた。

しかし、私は、「主観性」の構造が、あくまでも、私たちの脳の中のニューロンの活動によって生み出されていると考えるのである。深い睡眠状態で、私の脳の中のニューロンの活動が低下している時には、「私」という主観性の構造はない。肉体としての私が死に、私の脳の中のニューロンの活動が停止すると、「私」という主観性の構造も消える。「私」という「主観性」が、現時点では未知のやり方によって、私の脳の中のニューロンの活動によって生み出されていることは、ほぼ間違いないであろう。

私たちは、主観性を、脳の中のニューロンの活動によって、それによってのみ説明しなければならない。すなわち、私たちは、「主観性に対応するニューロンの活動状態」を問題にしなければならないのである。

このような立場からは、私たちの心の中に浮かぶ個々のクオリアの性質だけでなく、そのようなクオリアが心の中に感じられる「主観性」の枠組み自体も、究極的には脳の中のニューロンの発火の間の相互関係から説明されなければならないということになる。つまり、クオリアだけでなく、クオリアが「私の心」の中に感じられるという「主観性」の枠組みも、マッハの原理から説明されなければならないということになるのである。

## クリックとコッホの心のモデル

第2章では、私たちはマッハの原理を、個々のクオリアを生み出す視覚系におけるニューロンの発火のクラスターに対して適用した。この際には、マッハの原理を、ニューロンの発火から個々のクオリアが生まれてくるメカニズムを説明するための出発点としていたわけである。クオリア一元論に基づく心のモデルならば、それで良かったのであるが、今や、私たちは、個々のクオリアだけでなく、そのようなクオリアが見える、「私」という主観性の構造も説明しなければならないことを知った。

私たちは、マッハの原理を脳全体に拡大して適用し、脳というシステムを構成するニューロンの活動全体の相互関係から、「私の心に○○が見える」という主観性の構造が立ち上がってくる道筋を説明しなければならない。

主観性の問題はクオリアの問題と同じくらい、あるいはそれ以上に難しい。しかし、徐々に、神経科学者も、主観性の問題にチャレンジしはじめている。以上で私が問題にしてきたような「主観性」の問題に深く関わるモデルを提出しているのが、フランシス・クリックとクリストフ・コッホが一九九五年に『ネイチャー』に発表した視覚的アウェアネス*に関する論文である。

視覚的アウェアネスは、クオリアが視野の中に並んだ状態で、意識の持つ様々な属性の中では、「私が私であること」を支えている「自意識」などにくらべて原始的なものである。しかし、クオリアという観点から見れば、すでにそこにはクオリアと脳の中のニューロンの発火がどのように対応しているかという「難しい問題」が織り込まれている。

一方で、視覚系は、脳の機能の中でも最も研究が進み、多くの実験的、理論的成果が得られている。従って、視覚的アウェアネスの問題は、確かに難しい問題ではあるが、もし意識の問題が科学的に解明されることがあれば、その第一歩は視覚的アウェアネスの問題からはじまるのではないかと考えられる。

このような観点から、クリックとコッホは、視覚的アウェアネスを意識の解明の最初のターゲットとすることを提唱している。私は、この点について、彼らの主張に賛成する。とりわけ、私は、視覚的アウェアネスの問題が意識を巡る様々な問題のうちでも、最も本質的な問題の一つであるという彼らの主張に賛成である。私たちが心の中で何かを見るということがどういうことかという問いを立てた時、本当に難しいのは、いかにして二次元の網膜の像から三次元の情報が復元されるか、いかにして人間の顔を認識できるかといった問題ではなく、そもそもどのようにして様々な表象が視野という空間の中に秩序だって並べられるかという視覚的アウェアネスの問題なのである。視覚的アウェアネスの上にさらにどのようにして三次元情報の復元や顔の認識といった高次の視覚情報処理が行われるかという問題は、デイヴィッド・チャーマーズの分類における、「やさしい問題」[*]に過ぎない。実際、私たちの心の中で、世界が何となく見えているという意味はとても大きい。視覚的アウェアネスは、私たちの心という不思議な現象の中核にあると言っても良いだろう。

さて、クリックとコッホは、この論文の中で、大脳皮質の中では前頭前野や運動前野など、脳の前側の領野のニューロンに直接シナプス結合しているニューロンを持つ領野のニューロンの活動だけが、視覚的アウェアネスの中に明示的に現れるという仮説を提案している(**図4・4**)。簡単に言えば、「前頭前野」に視覚的アウェアネスに関して意識の「座」があり、この意識の「座」に直接投射している大脳皮質の領野のニューロンの活動だけが、視覚的アウェアネスの中に反映されると言っているのである。とりわけ、

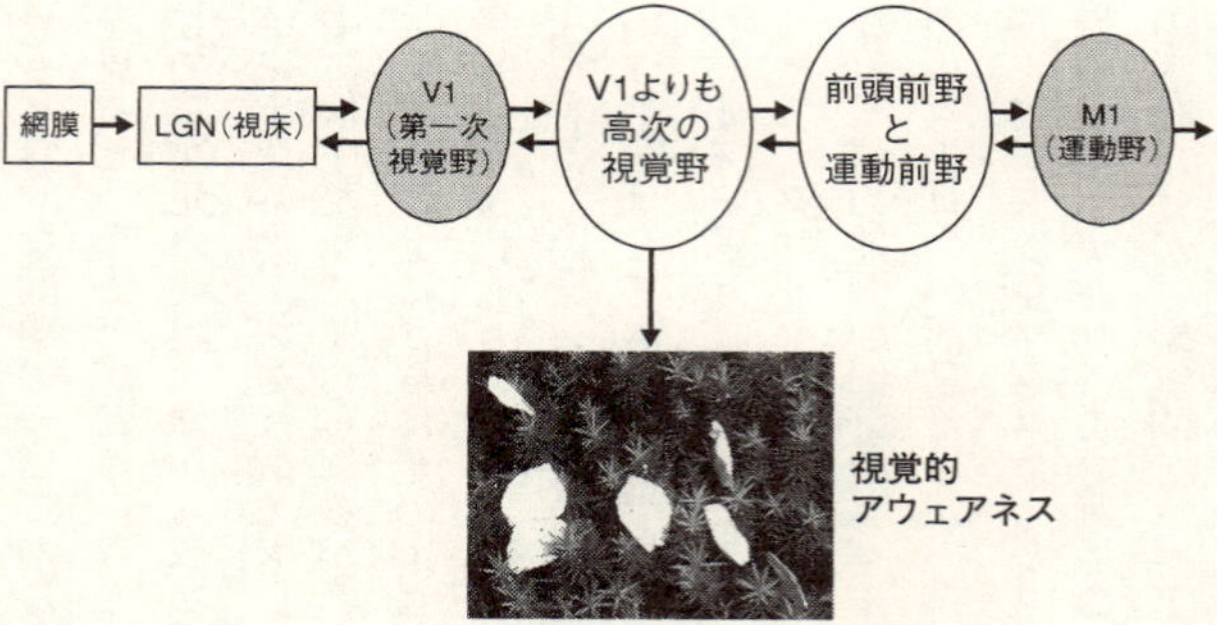


**図4・4　クリックとコッホの視覚的アウェアネスのモデル**

クリックとコッホは、視覚野のうち、前頭前野か運動前野に直接投射している視覚領野のニューロンの活動だけが、視覚的アウェアネスに寄与し、第一次視覚野（V1）は寄与しないというモデルを提出した。

Crick & Koch (1995) から改変

クリックとコッホは、第一次視覚野（V1）を問題にする。第一次視覚野は、後頭部にあって、網膜から視床（LGN）*の外側膝状体を経由して送られてくる視覚情報を、最初に受け取る大脳皮質の領野である。クリックとコッホは、様々な実験的証拠を挙げて、第一次視覚野のニューロンの発火は視覚的アウェアネスに関与しない、つまり、私たちにとって、第一次視覚野のニューロンの発火は、「心に見えないもの」であるとする。彼らは、第一次視覚野のニューロンの活動が、私たちの心に見えないのは、それが、私たちの意識の座である前頭前野に直接投射していないからだとするのである。

クリックとコッホが前頭前野を意識の座だとした理由は、そこが、私たちが心の中のどの表象のどのような側面に注意を向けるかという注意の制御や、どのような行動をするかという行動のプランニングに関わっているからである。注意や行動といった、私たちの心の持つ能動的な側面の中枢が、前頭前野だからである。クリックとコッホの前頭前野説は、従って、前頭前野が注意や運動という「アウトプット」を行う領野であることを考えると、このような「アウトプット」を支援するシステムとしての「意識」、なかんずく「主観性」のある種の側面をとらえている可能性がある。しかし一方で、クリックとコッホは、そもそもこのように構築された神経ネットワークにどのようにして「意識」ないしは「主観性」が宿るのかという、本当に困難な問題については解決への何の道筋も示していない。彼らのモデルが持っている欠陥は、現在までに提出された「主観性」を説明しようとする様々なモデルが共通して持っている欠陥なのである。

## 「ホムンクルス」を超えた主観性

### 「私の心に○○が見える」

という「主観性」の構造を、脳の中のニューロンの活動によって説明しようとする時、私たちが陥りやすいのが「ホムンクルスの誤謬*」である。つまり、脳の中のどこかにホムンクルスがいて、彼が「○○を見ている」という主観性の起源であるとしてしまうことである。すぐに分かるように、このようなモデルは何ら根本的な説明にならない。なぜならば、「私」の主観性をホムンクルスの主観性によって説明しようとすることは、一つの主観性を別の主観性で置き換えていることに他ならないからだ。当然湧き上がってくる疑問は、「そのホムンクルスの主観性はどのようにして成立しているのか?」ということであり、この問いに答えるためには、ホムンクルスの中にまたさらに小さなホムンクルスを仮定するしかない。このような連鎖には限りがなく、無限後退に陥ってしまうのである。

デカルトは、松果体に意識の座、ホムンクルスを置いた。クリックとコッホは、前頭前野にホムンクルスを置いている。このようなタイプの議論は、そもそも、脳の中のニューロンの活動という物質的な過程から、人間の「主観性」がどのように立ち上がってくるかという困難な問題に何の解答も与えていない。

難しいのは、いかにして、ホムンクルスなしで「主観性」の構造を成立させるかである。私たちは、何らかの根本原理を発見して、脳の中のニューロンの活動から、「私の心に○○が見える」という構造を説明しなければならないのである。ここには、マッハの原理に基づいて、ニューロンの発火の相互作用からクオリアの性質を説明するのとは質の異なる、非常に厳しい困難がある。

例えば、両眼視野闘争の例で言えば、視野の中心で左目からの視覚情報が優先されるのは、左目からの視覚情報だけが前頭前野に到達するからだと説明したとしても、それは問題の根本的な解決にならない。たとえ、このモデルが実験的に確認されたとしても、本当に問題になるのは、様々な視覚野から前頭前野に投射するというアーキテクチャーを持った神経ネットワークが、いかにして「主観性」という属性を持つに至るかということなのである。

私は、クオリアの問題に出会うことで、ニュートン以来自然科学の規範となってきた物理主義の限界を悟った。「主観性」の問題に気が付くことで、もう一つの壁に直面したという感じである。私はこの「主観性」の壁を何とか乗り越えようと、必死に考え続けている。だが、この壁だけは、安易に「乗り越えた」と言うことができない壁であろう。自分の構築したモデルの中に、知らず知らずのうちに「ホムンクルス」が入り込んでいないかどうか、冷静にチェックする必要があるだろう。

私たちは、例えば、両眼視野闘争のような現象で、ある視野の位置において利き目からの視覚刺激に対応するクオリアは見えるのに、もう一方の目からの視覚刺激に対応するクオリアは見えないのはなぜか、そのことをニューロンの活動の性質として説明することから、主観性の問題に挑戦しはじめなければならない。主観性の問題の解決のためには、実験的なデータの蓄積とともに、何らかの本質的に新しい理論的枠組みが必要である。

次の章では、主観性の問題について、より突っ込んだ議論をしていくことにしよう。

# 第5章 心はどこにあるか？

## 意識と無意識の関係

前章で解説した視覚における「両眼視野闘争」という現象には、「主観性*」の問題が端的に現れている。ここに、「主観性」とは、「私が世界を見ている」という「私」の基本的なあり方を指している。

私たちには、「他人」の心は見えない。だが、それと同様に、自分の脳の中のニューロンの活動の一部も、私たちの心には見えない。たとえ、脳の中の局所的なニューロンの発火としてあるクオリアが成立した場合でも、それが「私」に見えない場合がある。「前クオリア」の成立と、それが「私」に見えるかどうかは別の問題なのである。脳の中の局所的なニューロンの発火として「赤」の「前クオリア」が成立していたとしても、それが直ちに「私に赤が見える」という結果につながるわけではない。このことが、視野という秩序だった空間的構造の中で組織的に現れるのが、両眼視野闘争という現象なのである。

このような文脈での「主観性」の問題は、「意識」と「無意識」の関係の問題につながっていく。私たちの脳における情報処理は、何らかのメカニズムにより、「心に見えるもの」＝意識と、「心に見えないもの」＝無意識に分けられている。

例えば、森の中を歩いていて、突然現れた蛇を見て驚くという場面を考えてみよう。私たちの意識がそれに気がつく前に、私たちの体は凍りつき、身構える。この時点では、自分が何か危険なものに出会ったという認識はあるが、それが具体的にどのようなものであるかは分かっていない。しばらく遅れて、それが「蛇」だということが分かる。「蛇」だと分かれば、それから、ゆっくりと後退して逃げ出すとか、あるいは枝で突いてみるとか、より高次の判断ができるようになる。このような判断は、大脳皮質で行われている。それ以前の、具体的に「何」かは分からないが、それが「危険」なものであるという粗い価値の判断は、扁桃体などの辺縁系で行われていると言われている。

言葉の発話のプロセスも無意識に行われる。私たちは、何かを喋る時に、あらかじめその発話の内容を具体的に意識しているわけではない。意識が行うのは、「だいたいこのような内容の話をしよう」というメタのレベルのコントロールのみである。あるいは、「このようなことを喋ってはまずい」という事前抑制の機能のみである。自分が喋った言葉は、聴覚を通して認識され、はじめてその具体的内容が意識に上る。自分が何を喋ったかは、それを自分で聞いて、はじめて具体的に意識される。

ここで重要なことは、意識に上るプロセスも、無意識の下に沈むプロセスも、同じようにニューロンの発火によって支えられているということだ。細胞の形態、遺伝的特質、あるいは神経伝達物質の種類などの観点からある特定の種類のニューロンがあって、そのニューロンの活動だけが私たちの意識に上るというわけではないのである。すなわち、主観性は、一つ一つをとればきわめて良く似ているニューロンからなる集団のシステム的な性質として生まれてくるということになるのである。

この章では、視覚系をシステムとしてとらえた時、視覚的アウェアネス*をどのように考えることができるかということを問題にする。

クリックとコッホの視覚的アウェアネスのモデルでは、前頭前野に直接シナプス結合をしている視覚野の領域のニューロンの活動だけが、私たちの視覚的アウェアネスに上ると仮定した。つまりクリックとコッホは、前頭前野に「ホムンクルス」を想定することによって、主観性を説明しているわけである。

クリックらは、このような仮説を立てる根拠の一つとして、第一次視覚野では様々な視覚特徴は暗示的に表現されているに過ぎず、前頭前野に直接シナプス結合を送っている高次視覚野に至って、はじめて明示的な視覚特徴の表現が得られることを挙げている。つまり、ある視覚特徴が高次視覚野のニューロンの活動として明示的に表現されることが、その視覚特徴が視覚的アウェアネスに上ることとの条件になっているというわけである。

暗示的、明示的な視覚特徴の表現とは何か、具体的な例を挙げて考えてみよう。「暗示的」及び「明示的」な視覚特徴というカテゴリー分けは、クリックとコッホのモデルの中心的概念であるが、同時に、神経科学において広く使われている概念である。

例えば、一様な白いバックグラウンドの中に黒い領域（三角形）があるという像が見えていたとしよう（**図5・1**）。この時、「三角形」という視覚特徴の暗示的な表現とは、白い領域の中に、黒い領域があるといった程度の二次元の「ビットマップ」を指す。あるいは、CCDカメラの上に二次元の活動パターンが存在している状況を考えてみても良い。黒い領域が「三角形」の形をしているという情報は、すでに二次元の活動パターンの中に含まれている。しかし、この「三角形」という情報はこの段階ではまだ暗示的な情報に過ぎない。

例えば、「三角形」が提示された時にだけボタンを押すといった行動を起こそうとすると、「ビットマップ」の中に暗示的に含まれている「三角形」という情報を明示的に取り出してやる必要がある。実際、私たちの視覚系は、「三角形」が視野のどこに、どのような大きさで、どのような角度で存在していてもそれを「三角形」として認識することができる。このような「明示的」な視覚特徴の抽出は、二次元の活動パターンが表現されている網膜から高次視覚野に至る何段階かの視覚情報処理を通して行われている。網膜上の細胞の活動パターンとして、「三角形」という情報はすでに暗示的に存在しているのだが、それが「明示的」な情報として取り出されるのは、高次視覚野においてな

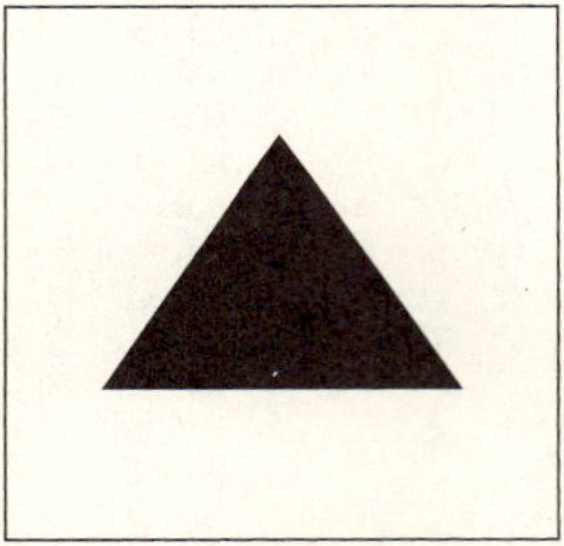

**図 5・1　白い地の中にある黒い三角形**

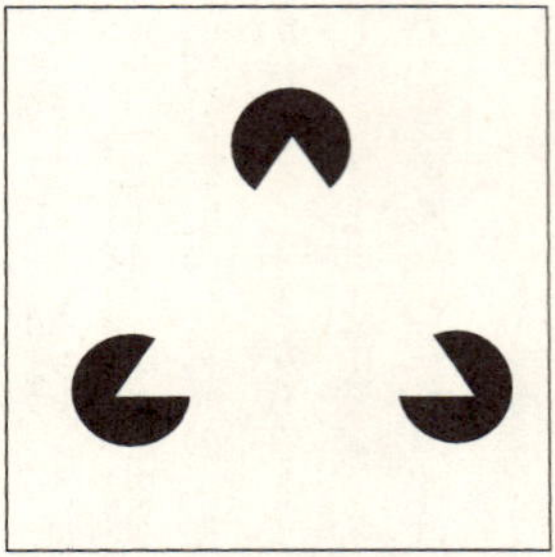

**図 5・2　カニッツァの三角形**

である。

　暗示的 vs 明示的という視覚特徴の表現の問題は、いわゆる錯視図形を例にとるとより分かりやすくなるかもしれない。例えば、カニッツァの三角形（**図5・2**）では、三つのパックマンが向き合っており、中央に白い三角形の錯視が見える。もし、錯視でも良いから「三角形」が見えた時にだけボタンを押す課題が与えられていたとしたら、私たちはきわめて容易にカニッツァの三角形を見てボタンを押すことができる。この三角形の情報は、網膜上の「パックマンが三つ向かい合っている」というニューロンの活動パターンのうちに、すでに暗示的に含まれている。しかし、ルーディガー・フォン・デア・ファイトらの実験によって、このような錯視図形の特徴を抽出するニューロンが見られるのは、V2野以降であるということが分かっている（69ページ図2・2）。「カニッツァの三角形」は、V2野に至って、ニューロンの活動パターンとしてはじめて三角形の「明示的」な表現を得るのである。

## クリックとコッホの仮説の誤り

カニッツァの三角形の例でも分かるように、私たちの視覚系は、網膜上の活動パターンとして暗示的に表現されている視覚情報を、次第に明示的に抽出していくように構成されている。そして、高次視覚野で明示的に表現されている視覚特徴は、私たちの認識において重要な役割を果たしている。機能主義的に見れば、暗示的な特徴表現を明示的な特徴表現に変換していく過程は、確かに重要である。そして、明示的な特徴の表現を行う高次視覚野は前頭前野に直接投射していることも確かである。ここまでは良い。

問題は、一歩進んで、高次視覚野における明示的な特徴表現こそが、私たちの視覚的アウェアネスに上る表象となるというクリックとコッホの仮説である。この仮説は、果たして、理論的側面から見て、また実験的仮説からして、妥当なのだろうか？

私がクリックとコッホの仮説を読んだ時にすぐに「この仮説は間違っている」と思っ

たのは、おもに理論的側面からの理由だった。すなわち、私たちの視覚的アウェアネスに上る表象を構成するクオリアは、網膜から第一次視覚野を経て、高次視覚野に至る相互結合したニューロンの発火のクラスターとしてはじめて表現されるというマッハの原理と矛盾しているからである。マッハの原理からは、低次視覚野を含むクラスターの相互関係の中にしか、私たちの心の中にクオリアを引き起こすのに十分な情報は含まれていないのである。

クリックとコッホは、高次視覚野における明示的な特徴表現こそが重要であり、第一次視覚野におけるニューロンの活動は重要ではないとする。この発想は、例えば「三角形」という特徴にだけ選択的に反応するニューロンの発火が私たちの認識を支えているという「反応選択性」の考え方につながる。あるニューロンの活動が特定の反応選択性を持つという考え方では、私たちの視覚的アウェアネスの中のクオリアの属性を説明できないことは、第2章で見た通りである。「マッハの原理」から言えば、「反応選択性」を持つニューロンのグループができる過程において形成されるクラスターの中のニューロンの相互関係こそが、視覚的アウェアネスの中の様々なクオリアを支えることになる。この相互関係を確定するためには、第一次視覚野のニューロンの活動パターンも考慮しなくてはならないことはもちろんのことである。

ところがクリックとコッホは、前頭前野に直接投射している視覚野におけるニューロンの活動のみが視覚的アウェアネスに上り、直接投射していない第一次視覚野は視覚的アウェアネスにおいて重要ではないとする。実は、この仮説に矛盾する実験的事実がある。すなわち、私たちの視覚的アウェアネスの中で、第一次視覚野が重要な役割を果たしていることを劇的な形で示している「ブラインドサイト」*（盲視）と呼ばれる現象である。

脳卒中や、その他の理由で第一次視覚野が失われた患者がいる。このような患者の場合、第一次視覚野からシナプスが逆投射されている視床や網膜もまた損傷を受けることが多い。

第一次視覚野を失った患者は、何も見えない、一切の視覚的アウェアネスを持たない状態になる。つまり、視野の中に、クオリアを伴った一切の表象が見えなくなるのである。コッホとクリックの考え方からすれば、視覚的アウェアネスを持つためには、第一次視覚野のニューロンの活動は必要なく、高次視覚野における明示的な視覚表現だけがあれば良いはずである。従って、これらの患者が一切の視覚的アウェアネスを持たないということは、第一次視覚野を失ったことにより、明示的な視覚表現を支えている高次視覚野のニューロンの活動も失われたということを意味するはずである。

ところが、このような患者の一部に、「視覚的アウェアネスを欠いた視覚認識」とも言うべき不思議な能力が残っていることが分かった。

例えば、視覚的アウェアネスが失われた視野の部分に、ドットを動かすという刺激を提示する。そして、患者に、「ドットは上に動いているか、下に動いているか、どちらか選んで下さい」と尋ねる。患者は、「何も見えないから、そんなことは無理です」と答える。それに対して、「見えなくてもいいから、強いて言えば上に動いていると思いますか、下に動いていると思いますか？」と尋ねると、患者は、「何も見えないのですが、強いて言えば、なんとなく上に動いているような気がする」と答える。このような試行を繰り返すと、おどろくことに、単なる偶然よりははるかに高い確率で、患者は正しい動きの方向を当てるということが見出されたのである。これが、「何も見えない」（ブラインド）のに、ある程度の視覚的認識能力（サイト）が残っているという、ブラインドサイトの一見パラドックスのような現象なのである。

ブラインドサイトの患者のうちには、ボールを投げられると、視覚的アウェアネスの中ではボールを見ることがないのに、ボールをキャッチする動作ができる例もある。

患者は、なぜ、一切見えないのに適切な行動をすることができるのだろうか？

患者が、正しい視覚的弁別をできるということは、患者の脳の中に視覚情報を解析する何らかの経路があるということを示している。実際、網膜から、眼球運動をコントロールする上丘を経て、視床を通る、第一次視覚野を経由しないで高次視覚野に向かう別の視覚情報ルートが存在し、このルートを通った情報が、「見えないのに弁別できる」ブラインドサイトの患者の能力を支えているらしいことが分かっている。

ブラインドサイトは、第一次視覚野が損傷し、視覚的アウェアネスを失った患者も、第一次視覚野以外の経路を通って高次視覚野に入力する視覚情報を用いて、一定の適切な行動をすることができることを示している。この場合、正確さなどの点で劣るものの、高次視覚野にある程度の「視覚特徴の明示的な表現」が成立していることは疑いない。なぜならば、明示的な表現なしに、適切な弁別行動を行うことは不可能だからだ。つまり、クリックとコッホが視覚的アウェアネスの本質であるとした「これは○○である」という「明示的な表現」は存在しているのである。

クリックとコッホによれば、「明示的な表現」そのものがそのまま視覚的アウェアネスの構成要素になるはずである。もしこの説が正しければ、ブラインドサイトの患者は、第一次視覚野を失ったとしても、上丘を経る別ルートを通って高次視覚野に到達した視覚情報を基に成立する「明示的表現」に対応する視覚的アウェアネスを持って当然のはずである。例えば、「何も見えないが、なんとなく何かが上の方に動いている気がする」

というような漠然とした知覚ではなく、具体的に赤いボールが上の方に動いているといった、クオリアを伴う表象が見えるはずである。しかし、実際には、ブラインドサイトの患者には、一切のクオリアを伴う視覚的表象が見えない。このことは、クリックとコッホの仮説に反して、第一次視覚野が視覚的アウェアネスにおいて本質的に重要であることを示している。

クリックとコッホの重視する「明示的視覚情報の表現」は、私たちの心の中にクオリアを生み出さないのである。

それでは、クリックとコッホの仮説を支持するような実験事実は、全くないのだろうか？　実は、彼らの仮説を一見支持するかのように思われる実験事実も存在するのである。

両眼視野闘争では、視覚的アウェアネスの中の表象は、ある視野の位置に見える像が右目から来た像が勝つか、左目から来た像が勝つか（眼優位性）*によってダイナミックに変化する。まさに、「○○が見える」という視覚的アウェアネス自体が問題になっているわけである。この、視覚的アウェアネスの中の眼優位性の変化に対応するニューロンの活動の変化は、高次視覚野からのシナプス投射を受けている、前頭前野や頭頂野に見られることが、一九九八年に雑誌『サイエンス』に発表された、イギリスの神経生理学者E・D・ルーマーらの非侵襲計測の手法を用いた実験で分かっている。

一方、第一次視覚野におけるニューロンの活動には、眼優位性の変化に対応する変化は見られないことが分かっている。視覚的アウェアネスの中で右目が勝っても、左目が勝っても、それに対応するニューロンの活動レベルの変化は、第一次視覚野では見られないのである。両眼視野闘争の場合には、眼優位性の変化そのものが視覚的アウェアネスにおける「見え」の変化につながるから、この実験結果は、一見、重要なのは第一次視覚野ではなく、前頭前野に直接投射している高次視覚野におけるニューロンの活動だというクリックとコッホの仮説を支持しているように思われる。

一方で、ブラインドサイトの患者が我々に突きつけている「第一次視覚野こそが重要だ」という証拠は、決定的なもののように思われる。ブラインドサイトでは、第一次視覚野を欠く患者は、一切の視覚的アウェアネスを持たないのである。動いているものが具体的に見えないのに、「なんとなく何かが動いている感じがする」だけなのである。しかも、この場合には、第一次視覚野以外のルートを通って伝達される視覚情報により、高次視覚野においては、(クオリアを伴わない)明示的な視覚特徴表現が成立している。

例えば、「上に動いている」という視覚情報の明示的表現が存在するからこそ、ブラインドサイトの患者は、「何か分からないけど上に動いているものがある」という正しい判断をすることができるのである。そのような、明示的な表現があるにもかかわらず、第一次視覚野を欠くブラインドサイトの患者は、その動きに関する視覚的アウェアネスを持たない。従って、第一次視覚野が視覚的アウェアネスにおいて重要だという結論は、ゆるぎないように思われる。

今後の議論に便利なように、クリックとコッホの「視覚的アウェアネスに対応するニューロンの活動は、前頭前野に直接投射している高次視覚野のニューロンの活動である」という仮説を、「前頭前野仮説」と呼ぶことにしよう。一方、ブラインドサイトの解析から導かれる、「視覚的アウェアネスは、第一次視覚野のニューロンの活動を絶対必要な条件として要求する」という仮説を、「第一次視覚野仮説」と呼ぶことにしよう。

今までに見てきたように、前頭前野仮説、第一次視覚野仮説ともに、それぞれそれを支持する実験的証拠がある。もし、どちらの実験結果も正しいとすると、私たちは二つの仮説をどのようにして整合的なものにすることができるのだろうか。

全ての実験的証拠に適合し、「マッハの原理」という理論的観点から見ても適切な視覚的アウェアネスのモデルを構築することはできるのだろうか。

## 存在しないものが見えてくる

私は、クリックとコッホが主張する前頭前野仮説と、私が主張する第一次視覚野仮説は、視覚心理学において知られているある概念に注目することで整合できると考えている。

カニッツァの三角形を例にとろう。まず、「白い背景にパックマンが三つ向き合ったような形」が、私たちの視覚的アウェアネスに上る表象である。一方、錯視図形として見える「三角形」の輪郭は、パックマンのように明確なクオリアを伴って見えるわけではなく、「なんとなく抽象的に三角形がそこにある感覚」として感じられる（164ページ図5・2）。

このような、錯視図形における輪郭の完成は、「アモーダル・コンプリーション」*（amodal completion）と呼ばれる。

例えば、**図5・3**のように、黒いバーの背後を斜めに灰色のバーが横切っている図形があるとする。私たちは、実際には見えないが、二つのバーの重なった部分に灰色のバーを知覚することができる。黒いバーの背景に、実際には見えない灰色のバーの輪郭があるような感じがするのである。私たちが黒いバーの背後にある、実際にはない灰色のバーの輪郭を知覚するのは、その輪郭の「明示的」な情報表現が、高次視覚野において成立するからである。この「実際には存在しない輪郭」はクオリアを伴って見えるのではなく、視覚心理学的には、「なんとなくそこにある感じ」というアモーダル・コンプリーションとなるのだ。

**図5・3　黒いバーの背後の灰色のバー**

カニッツァの三角形においても、向かい合った三つのパックマンからできる三角形の輪郭は、実際に三角形がそこに描かれているのとは異なる、何か抽象的な「そこに三角形がある感じ」に他ならない。もっとも、中央の三角形の内部にあたる部分が、周囲の部分よりも明るく見える場合がある。このような、「明るさ」の変化が存在する時には、実際に錯視図形の知覚に伴うクオリアの表現があることになる。このようなクオリアの変化を伴う錯視図形の知覚は、「モーダル・コンプリーション」*(modal completion)と呼ばれる。しかし、もし中央に明るさの変化がない場合には、カニッツァの三角形の輪郭は、「そこに三角形がある感じ」という抽象的な知覚に過ぎない。つまり、カニッツァの三角形の輪郭の「明示的表現」は、私たちの心の中にクオリアを引き起こさないのだ。

さらに言えば、錯視図形に限らず、一般にクリックとコッホが高次視覚野における「明示的な表現」と言っている視覚情報表現には、ブラインドサイトの実験からも分かるように、クオリアが伴わないと考えられる。

例えば、下側頭野には、その活動が顔を「顔」として認識するのに必要なニューロンが存在していると考えられている。確かに、網膜上の活動パターンの中に**図5・4**のようなクオリアの二次元パターンとして存在する「顔」の情報は、下側頭野に至ってはじ

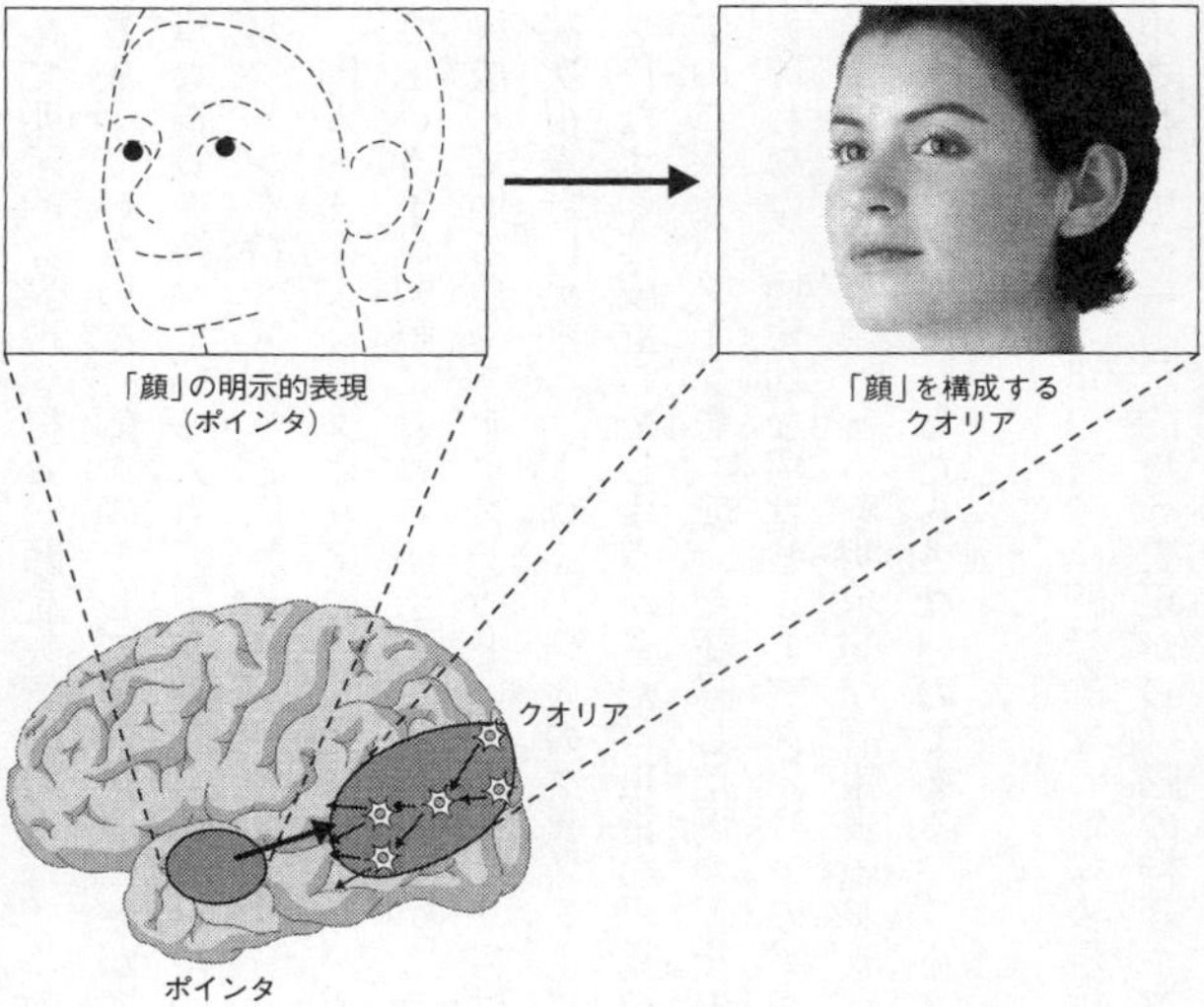


**図5・4　顔を構成するクオリアと、「顔」という明示的な表現**
顔を構成するクオリアに対して、「これは顔だ」という明示的表現は、クオリアのような鮮明な質感を伴わない「ポインタ」として表象される。

めて明示的な表現を得る。顔貌失認の患者は、このような下側頭野のニューロンの活動を失っているので、顔を顔として認識することができない。しかし、顔を認識できる正常な視覚を持っている人も、下側頭野に障害を持っている人も、同じクオリアの二次元パターンを持っていると思われる。

図5・4のようなクオリアの二次元パターンが成立するためには、それが「顔」であるという下側頭野における明示的な情報表現が成立する必要はない。なぜならば、顔を構成している色や、テクスチャといったクオリアは、第一次視覚野から下側頭野を含む高次視覚野に至るニューロンの発火のクラスターによって、明示的な「顔」の情報表現を待たずして成立してしまうからだ。正常な視覚を持つ人が、図5・4のようなクオリアの二次元パターンを「顔」と認識した場合、その「顔」という視覚情報は、クオリアを伴わない、抽象的な感覚として、クオリアの二次元パターンの上に重ねられる。下側頭野において「顔」という明示的な情報表現が成立することは、クオリアとしての「見え」自体には変化をもたらさないのである。

クリックとコッホの言う「明示的な」情報表現は、網膜の上の活動パターンとして表現されている「暗示的な」表現から、脳の神経ネットワークにおける何段階かのプロセスを経て行われる「計算の結果」である。私たちは、この「計算の結果」を用いて、視覚情報に基づく適切な行動を組み立てる。明示的な視覚情報表現が成立している高次視覚野から運動をコントロールしている前頭前野や頭頂野へのシナプスの投射が、この情報を伝達している。クリックとコッホは、この明示的な表現＝「計算の結果」が私たちの視覚的アウェアネスに上ると仮定したわけである。

しかし、実際には、明示的な表現＝「計算の結果」は、カニッツァの三角形において「なんとなく抽象的に三角形がある」という知覚や、顔を構成するクオリアの二次元表現に対する「顔がある」という知覚のように、鮮明なクオリアを伴わない抽象的な知覚に過ぎない。クリックとコッホの仮定は、この点においてカテゴリーの誤りを犯しているようである。

ここには、第3章で、「薔薇」という表象を分解した時と同じ構図が現れている。すなわち、「薔薇」という表象は、まずは、視覚的アウェアネスの中のクオリアの空間的分布として心の中に現れる。この上に、「ああ、これは薔薇だ」という明示的な視覚情報表現に基づく知覚が重ね合わせられるわけであるが、こちらの方は視覚的アウェアネスの中のクオリアのような鮮明な質感を伴わない。視覚的アウェアネスの主役は、薔薇という表象を構成するクオリアの塊の方であって、その上に重ね合わせられる「薔薇」

という視覚情報の表現の抽象的な知覚の方ではないのである。

では、私たちの視覚的アウェアネスの主役である様々な視覚的クオリアは、どのようなプロセスに対応しているのだろうか？

神経ネットワークにおける計算の結果、ある特徴に対してのみ出現するニューロンの活動パターンが生じるというのが、「反応選択性」の考え方であった。第2章で見たように、「反応選択性」に基づいては、私たちの視覚的アウェアネスの中のクオリアの成立を説明することはできない。一方、視覚的アウェアネスの中のクオリアを支えているのは、高次視覚野における明示的な視覚特徴の表現としての「計算結果」ではなく、その結果に至る計算プロセスにおけるニューロンの発火の間の相互関係なのである。

第一次視覚野を欠くブラインドサイトの患者が一切の視覚的アウェアネスを欠くのは、クオリアが生じるためには、計算結果としての明示的表現ではなく、第一次視覚野から明示的表現に至る計算のプロセスが重要であることを示している。

## ポインタとクオリアが出会うとき

カニッツァの三角形や顔の認識に見られるように、クリックとコッホの言う「視覚の明示的表現」に対応する私たちの心の中の表象は、「そこに三角形がある」、「そこに顔がある」というような、抽象的な知覚である。この抽象的な知覚は、視覚的アウェアネスにおいて視野の中に素材として用意されたクオリアの二次元的分布の上に重ねられる形で存在すると考えられる。

このような明示的な表現の特徴を、コンピュータ・サイエンスの概念である「ポインタ」*を用いて説明してみよう。

ポインタとは、実際のデータの内容ではなく、「このアドレスにそのデータがある」という、データの所在を指定している概念である。

例えば、視野の中に実際に三角形が存在する時には、三角形を構成するクオリアは、第一次視覚野から高次視覚野に至る計算過程で成立する。一方、「ここに三角形がある」というポインタは、クリックやコッホが主張したように、高次視覚野における明示的な表現として得られる。このようにして形成された「ここに三角形がある」というポインタは、三角形を構成するクオリアの上に重ね合わせられて、はじめて知覚されていると考えられる（図5・5(a)）。

一方、カニッツァの三角形の場合、三角形を構成するクオリアは完全な形では存在していない。しかし、私たちの視覚系は、不完全なクオリアの集合を補完して、「ここに三角形がある」というポインタを、高次視覚野において成立させる。このポインタが、錯視図形を構成する不完全なクオリアの集合の上に、抽象的な知覚として重ね合わされる。錯視図形の場合は、クオリアのレベルでは完全な三角形はないのであるが、「三角形」を指し示すポインタは成立しているのである（図5・5(b)）。

つまり、錯視とは、ポインタとして成立した視覚情報と、実際に視覚的アウェアネスの中にクオリアの分布として存在している視覚情報の間にずれがある場合であると考えられるのである。実際に三角形がある場合（図5・5(a)）でも、ない場合（図5・5(b)）でも、高次視覚野において成立する「三角形」というポインタは共通であると考えられる。だからこそ、実際には三角形がないのにあたかも三角形があるかのように感じ

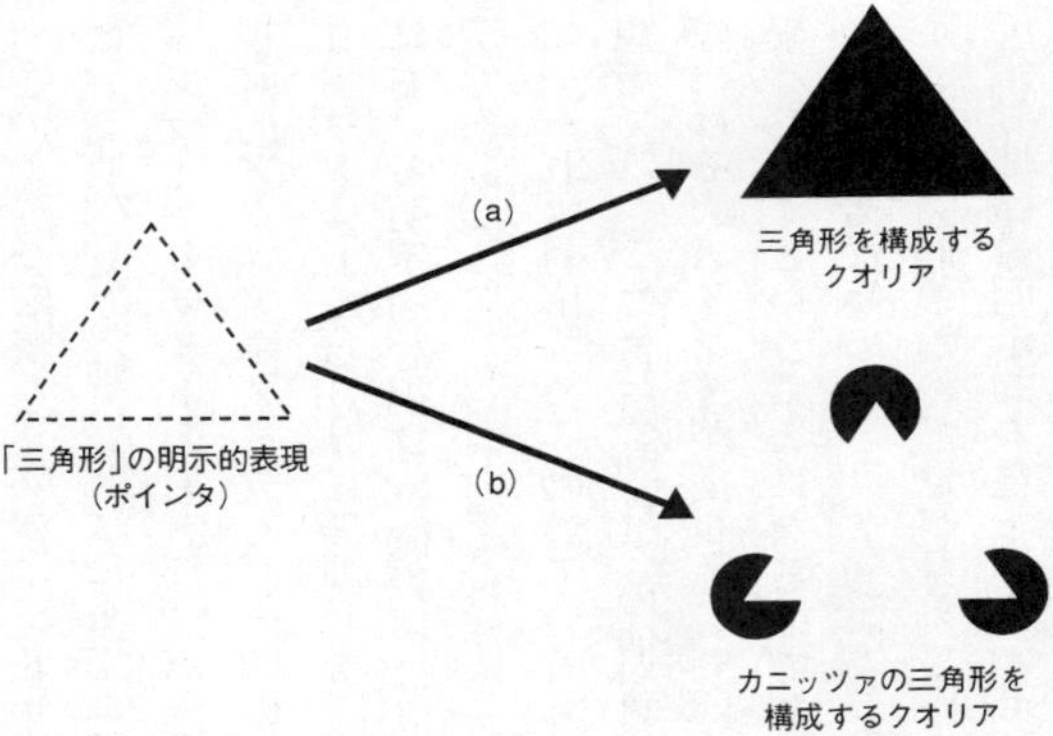


**図 5・5　現実の三角形と錯視の三角形に対して成立するポインタ**
カニッツァの三角形に対しても、現実の三角形に対しても、共通の「三角形」のポインタが形成される。錯視図形の場合、ポインタとクオリア（カニッツァの三角形の場合は、三つのパックマン図形）が一致しない。

られる錯視現象が生じるわけである。

このような解釈を、ブラインドサイトの患者が具体的に動いているものが見えないのに、「なんとなく動いている気がする」という感覚を持つ場合に適用してみよう。

ブラインドサイトの患者は、第一次視覚野におけるニューロンの活動を欠くために、視覚的アウェアネスを欠く。一切の、クオリアを持たない。しかし、第一次視覚野を経由せずに上丘を経由する視覚情報の伝達路により、不完全な形ではあるが、高次視覚野における明示的な視覚特徴表現は成立する。「動き」ならば「動き」の、明示的表現＝「ポインタ」は成立しているわけである。しかし、「動き」のポインタは成立しているのに、それに対応する「動いているもの」のクオリアは存在しない。ブラインドサイトの患者では、「ここに『動き』の情報がありますよ」というポインタが存在するのに、実際にはそのポインタが指し示している具体的な「動き」のクオリアがないという状態に陥っているということになるのである。カニッツァの三角形で言えば、「パックマン三つ」は見えないのに、「なんとなくそこに三角形のようなものがある」というアモーダルな錯視図形の輪郭だけが見えている状態だということになる。

視覚情報の明示的表現としてのポインタは持つが、それに対応するクオリアは持たないブラインドサイトの患者は、適切な行動（視覚的アウェアネスの中では見ることのできない飛んでくるボールをつかむ動作）を起こすことができる。つまり、私たちが行動する時に用いている視覚情報は、視野の中に分布しているクオリアそのものではなく、その上に重ねられている明示的表現、ポインタの方だということになる。ブラインドサイトの患者は、一切の鮮明な視覚的クオリアを持たないが、その上に重ね合わせられるべきポインタの方は持つので、ある程度適切な行動を起こすことができるのである。

先に、両眼視野闘争における「右目が勝つか、左目が勝つか」という眼優位性の変化に対応するニューロンの活動の変化は、前頭前野や頭頂野に見られるという実験結果を紹介した。これらの領野は、「ここにこのような視覚特徴がある」という、ポインタが成立している領野であると考えられる。一方、クオリアが成立するために必要不可欠な第一次視覚野におけるニューロンの活動には、眼優位性の変化に対応するニューロンの活動の変化は見られない。

両眼視野闘争では、変化しているのはある部分にどのようなクオリアが見えるかという視覚的アウェアネスの基本的な性質そのものである。クオリアの「見え」の変化に対応するニューロンの活動の変化は、第一次視覚野には見られず、むしろ前頭前野や頭頂野に見られるという非侵襲計測を用いた実験結果から、一見、視覚的アウェアネスの中のクオリアそのものは前頭前野で成立しているかのように思われる。クリックとコッホの仮説が正しいと思われてきたのは、そのためである。

しかし、以上のように、高次視覚野における明示的な視覚情報表現を「ポインタ」として解釈すると、両眼視野闘争における一見矛盾する「前頭前野仮説」と「第一次視覚野仮説」をすっきりと整合性のあるものにすることができる。すなわち、視覚的アウェアネスの中のクオリアそのものは、第一次視覚野から高次視覚野に至る計算の過程として、一方、「ここにクオリアがある」というポインタは、高次視覚野で成立すると考えればよい。この場合のポインタは、ブラインドサイトの患者のそれと同様、「ここに三角形がある」、「ここに動いているものがある」という具体的な視覚的特徴を指しているのではなく、「ここにクオリアがある」という、より抽象的なレベルのポインタなのである。

両眼視野闘争において眼優位性が変化する時に、変化しているのは、第一次視覚野から高次視覚野に至るクオリアの表現ではなく、「ここにクオリアがある」というポインタの側であると考えれば、クオリアそのものは第一次視覚野からの神経回路機構において成立するにもかかわらず、両眼視野闘争における眼優位性の変化に対応するニューロンの活動の変化は前頭前野や頭頂野に見られるという、一見矛盾するデータをすっきりと説明することができるのである。

前章で、両眼視野闘争における「見え」の変化が、クオリアそのものの変化だとするには、速すぎると指摘した。この問題も、両眼視野闘争における眼優位性に対応するニューロンの活動の変化は、クオリアそのものではなく、「ここにクオリアがある」というポインタの変化であると考えれば、矛盾なく説明できる。

私たちは、主観性の構造が、「私の心に○○が見える」と言った時、「○○」というクオリアを生じさせている第一次視覚野から高次視覚野に至る計算過程と、「ここに○○がある」という高次視覚野におけるポインタ表現の二つの要素から成立しているというモデルに到達したのである。

すなわち、視覚的アウェアネスは、具体的で鮮明なクオリアを生じさせる第一次視覚野からのニューロンの発火のクラスターと、「ここに○○のクオリアがある」、「ここに○○という視覚特徴がある」という高次視覚野において形成されるポインタの二つの要素からなると考えればよい。

## 「私」の中枢は抽象的な世界

私たちは、明示的視覚特徴が鮮明なクオリアを伴うものではなく、むしろ、「ポインタ」という抽象的な表現に結実するという新しい概念を入れることによって、視覚的アウェアネスの第一次視覚野仮説と、前頭前野仮説を両立可能なものにすることができた。

もちろん、このような視覚的アウェアネスのモデルは、「私」とは何かという主観性のミステリーの解明に向けての、小さなステップに過ぎない。「ポインタ」が具体的に神経ネットワーク機構としてどのように表現されているかという問いに対する答えは、今後の研究を待たなければならない。しかし、ポインタという概念を導入することによって、視覚的アウェアネスを巡る解釈の混乱した状況を整理することができたことは大きい。また、本章で論じたような視覚的アウェアネスの性質は、「私」が世界を見て、世界に働きかけるという主観性の構造について、新たな洞察をもたらしてくれる。「明示的な表現」の結果であるポインタが鮮明なクオリアを伴わないことは、世界に向き合う「私」の構造について、新しい洞察を与えてくれる。「私」の中枢に近付くにつれて、次第に「クオリア」の鮮明さは失われる。「私」の中枢の近辺では、全ては抽象的になるのである。そこは、「三角形がある」、「動いている」という抽象的な「ポインタ」が機能している世界である。例えば、視野の中を赤い円が動いていた場合、「ここに赤いクオリアがある」というポインタが前頭前野から第一次視覚野に向かい、「ここに動きがある」というポインタは、MT野から第一次視覚野に向かう。また、「円」という明示的な形の表現を表すポインタは、IT野から、第一次視覚野へ向かう。一方、「赤」という色のクオリアは、第一次視覚野からV4野へ向かうニューロンの発火のクラスターで表されている。このようにして、ポインタとクオリアが重なり合うことによって、「赤い円が動いている」という、私たちの視覚認識が成立するのである。

以上のような視覚のモデルは、感覚に伴う典型的なクオリア、例えば「赤い」、「冷たい」、「ヴァイオリンの音色」などをイメージした「クオリア」一元論では、「私の見取り図」を描くことはできないということを意味している。もちろん、「ポインタ」自体も、抽象的ではあるが私たちの表象を構成するものという意味で、一種のクオリアであると考えることもできる。意識の中に感覚に伴う典型的なクオリアとポインタの二つの要素があることの意味は、次の二章で次第に認識から行為へと議論を進めていく上で、次第に明らかになってくるだろう。

「ポインタ」は、具体的な表象を指し示す場合もあるし、指し示さない場合もある。例えば、「薔薇」の像をイメージしている時には、「薔薇」のポインタだけが存在する。この時には、実際に目の前に薔薇を見ている時に得られる、薔薇の赤、鮮明なクオリアは存在しない。クオリアは、「私」の中枢にあるのではなく、「私」と世界のインターフェイスに存在する。なぜならば、クオリアは、「私」の中枢の近くで機能している明示的な視覚特徴表現そのものではなく、むしろそのような特徴表現に至るニューロンのネットワークによる「計算」のプロセスそのものを代表しているからである。

第一次視覚野を欠くブラインドサイトの患者は、赤や青や黄色、ざらざらした表面といった鮮明なクオリアからなる視覚的アウェアネスを持たず、「ここに三角形がある」、「ここに動くものがある」というポインタだけを持つ。ところが、そのポインタが指し示す具体的なクオリアは存在しないわけである。このように、明示的な視覚情報表現、ポインタは、外界からの視覚情報からある程度独立して、言語的なものに近付いた性質を持っていると言える。

私の心は脳のどこにあるか？

この問いに対する答えは、それほど単純なものではないことが見えてきた。「赤い感じ」、「つるつると光った表面の感じ」、「透明な感じ」という視覚的クオリアに注目すれば、「私の心」は脳の第一次視覚野から高次視覚野に至る視覚系の情報処理のプロセスの中にあることになる。一方、「ここに三角形がある」、「ここに動くものがある」、「ここにクオリアがある」というポインタ表現に注目すれば、「私の心」は前頭前野や高次視覚野にあることになる。しかし、どちらも、「私の心」のある側面を表しているに過ぎない。

私が赤いクオリアを見る。

という主観性の構造が成立するためには、赤いクオリアを引き起こす第一次視覚野から高次視覚野に至る視覚系の情報処理のプロセスと、「ここに赤いクオリアがある」というう高次視覚野におけるポインタ表現の、両方がなければならないということになるのである。このような視覚的アウェアネスを支える主観性の複合的構造を理解することによって、私たちは一九九五年の提唱時には確かに一つの到達点だったクリックとコッホの視覚的アウェアネスの前頭前野仮説を超えて、「主観性」の神経ネットワーク機構を理解する一つのステップを踏むことができた。

ブラインドサイトの患者にとって、高次視覚野における明示的表現が、視覚的アウェアネスを欠いたままでの適切な行動の基礎になっていたように、高次視覚野の「ポインタ」の表現は、私たちの「主観性」の構造のうち、行為を通して世界に働きかけるという能動的な部分と密接に関連しているのである。

# 第6章

# 「私」の見取り図

## クオリアとポインタから見た「私」

前章における視覚的アウェアネスに関する議論は、「私」という存在が、単層的ではなく、いくつかの階層からなる、重層的な存在であるということを示している。

高次視覚野における明示的な表現としての「ポインタ」は、視覚的アウェアネスを構成する視野の中のクオリアの分布の上に重ねられた抽象的な感覚として知覚される。「赤」や「青」といったクオリアが、鮮明で独特の質感を持っているのに対して、「ここに三角形がある」という明示的視覚特徴の表現に伴う質感は、抽象的な感覚としてしか成立しない。

このようなクオリアとポインタに伴う質感の違いは、さらに、私たちの心の中でそれぞれが果たす機能の違いへとつながる。

まず、クオリアは、「バラバラだったものが統合される」という意識の特徴と深い関連性を持っている。視覚的アウェアネスは、圧倒的に並列的なクオリアが「私」という枠組みの下に統合されて感じられるプロセスとして心の中に意識されるものである。

例えば、今、私は私の部屋の中でこの原稿を書いている。視野の中央から右側にかけては、壁の白い色のクオリアが広がっている。白い色は、縦線を境にその左側は少し蔭を帯びており、これは窓からの太陽の光のあたり方を反映している。その窓は、視野のぎりぎり右側に何やら黒い枠のようなものとして意識されている。そして、視野の手前には私がこの原稿を書くのに使っているノートブック・コンピュータのボディの黒いクオリアと、デスクトップ画面の青いクオリアが広がっている。そして、その左側には、コーヒーが入ったモンティ・パイソンの柄の白いコーヒーカップのイメージがある。これだけ詳しく記述しても、私が今部屋の中に座って仕事をしている時に視野の中に広がっているクオリアの豊かさ、多様性の半分も記述したことにはならない。私は、クオリアが圧倒的に並列的に感じられる視覚的アウェアネスを通して、私の部屋の視覚的情景を知覚しているのである。

一方、「これは○○だ」という、具体的、明示的な視覚情報を担うポインタは、視野の中のクオリアが作る部分集合一つ一つに注意を向けて、はじめて成立する。この文章を書くにあたり、私は視野の中のクオリアの分布の部分部分に注意を向けて、そのクオリアの部分集合が具体的にどのような物体であるか、認識しなければならなかった。この時、私の高次視覚野では、壁、窓、ノートブック・コンピュータ、コーヒーカップといった視覚情報の「明示的表現」が成立している。これらの明示的表現は、私の視覚的アウェアネスを構成している視野の中のクオリアの分布の上に、抽象的な「ポインタ」として重ね合わせられるのである。このような明示的な表現は、私たちの注意の対象となる視野の部分に、一度に一つずつ、逐次的にしか形成されない。

私たちの意識的な視覚認識は、クオリアが主役を果たす視覚的アウェアネスと、高次視覚野における明示的な情報表現、「ポインタ」から構成されている。私たちは、ポインタとクオリアを結び付けることによって、外界の様々な事物を認識しているのである。このようなモデルは、いわば現象論的な層から見た、「私」という存在の見取り図のようなものであると言うことができる。それに記憶のモジュールも加えれば、さらに重層的な「私」の見取り図ができあがってくる。

この章では、前章の議論を受けて、クオリアとポインタの二つの概念を核として、「私」の見取り図をさらに詳しく描き込んでいこう。

近年の脳科学でもっともホットなトピックであり、重要な未解決問題の一つが、「結び付け問題」*である。

網膜の上に二次元の神経節細胞の活動パターンとして表現されている視覚情報は、高次視覚野に向かう何段階かのステップを経て情報処理される。この計算の過程で形成されるニューロンの発火のクラスターが、私たちの心の中に様々な鮮明なクオリアを引き起こす。これらのプロセスが、視覚的アウェアネスを支えると考えられる。そして、その計算の結果、高次視覚野で得られる明示的な視覚情報表現は、鮮明なクオリアを伴わない抽象的な視覚的情報として心の中に現れる。

視覚特徴のうち、「動き」の情報の表現は、頭頂野に近いMT野で、「形」の情報の表現は、下側頭野のIT野で、「色」の情報は、第一次視覚野からIT野へ向かう途中に存在しているV4野において表現されていると言われている。「赤い花が動いている」という視覚イメージがある場合、「赤」、「花」、「動き」の情報は、それぞれV4、IT、MT野で表現されているということになる（69ページ図2・2）。すなわち、脳の視覚野の様々な領域で異なる視覚特徴が分業されて解析されているというモデルになるわけである。このように、異なる大脳皮質の領野で表現された視覚情報が、どのように統合されて、私たちが実際に見ているような統合された世界像となるかという問題が、「結び付け問題」である。

実は、「結び付け問題」を、「脳の大脳皮質の様々な領野において分散されて表現されている視覚情報が、いかにして統合された世界像になるか？」という形で定式化することは本当は適切ではない。というのも、視覚情報、とりわけ、鮮明なクオリアとして表現される視覚情報は、確かに、反応選択性という視点から見ると、「動き」はＭＴ野で、「形」はＩＴ野で、「色」はＶ４野で表現されているように思われる。しかし、動き、形、色といった視覚的アウェアネスを構成するクオリアは、第3章で説明したように、反応選択性を持つニューロンの集団によってではなく、これらの高次視覚野に至るニューロンの発火のクラスターとして表現されている。従って、本来、問題にすべきなのは計算の結果としての、高次視覚野における明示的な視覚表現ではない。むしろ、私たちの視覚的アウェアネスの中の鮮明なクオリアを支える、ニューロンの発火のクラスターの空間的に分散した分布の方を問題にしなければならない。

このような、マッハの原理に基づく新しい情報の表現の下でも、依然として結び付け問題は形を変えて存在する。

マッハの原理の下では、「動きのクオリア」は第一次視覚野からＭＴ野へ、「形のクオリア」は第一次視覚野からＩＴ野へ、「色のクオリア」は第一次視覚野からＶ４野へ向かうニューロンの活動のクラスターとして表現されている。すなわち、空間的に分散して分布したニューロンの活動が私たちの心の中の表象を支えているということになるのである。この時、動き、形、色の各クオリアは、物理的空間の中ではお互いに離れた大脳皮質の領域に存在するクラスターに対応していることになる。例えば、「赤い薔薇が右に動いている」というようなイメージが、大脳皮質の空間的に離れた場所において生じるニューロンの発火のクラスターから生まれてくることになるのである。いかにしてこのように、空間的に離れたニューロンの発火のクラスターを統合することが可能かという問題が、新しい形での「結び付け問題」として浮かび上がってくるのである。

このように、「結び付け問題」は、「反応選択性」の考え方に基づくか、「マッハの原理」に基づくかでその表現が変わってくるが、現時点においては未解決の問題であることには変わりがない。

## 部分と全体

ところで、視覚心理学の分野における著明な研究者であるアン・トレーズマンは、結び付け問題*を二つのプロセスに分類して考えている。

まず第一は、様々な視覚特徴が結び付けられて、空間的秩序を持った統合された視覚的アウェアネスにまとめられるプロセスである。

例えば、円や三角形といった「形」と、赤や緑といった「色」を表現するニューロンの活動がある時、「形」と「色」がどのように結び付けられるかということが問題になるのである。今、仮に、脳のある領野のニューロンの発火として円と三角形という「形」が、別の領野のニューロンの発火として赤や緑という「色」が表現されているとする。実際には、観察者の心の中に「赤い円」と「緑の三角」が見えていたとすると、何らかの形で「円」という形と「赤」という色、「三角形」という形と「緑」という色が結び付けられなければならない。この逆に、「赤」と「三角形」、「緑」と「円」が結び付いてしまっては困る。「赤い円」、「緑の三角」という結び付けが生じることを、ニューロンの発火が指定しなければならないのである。

このような結び付けのプロセスを、トレーズマンは、「属性の結び付け」*のプロセスと呼ぶ。すなわち、「属性の結び付け」とは、「赤い円」や「緑の三角」が見えているという、視覚的アウェアネスの基本的な性質が生まれてくるプロセスを問題にしているのである。

一方、第二の結び付けのプロセスは、「属性の結び付け」が成立し、視覚的アウェアネスが成立した後の、「部分」の統合のプロセスである。

例えば、**図6・1**のような模様を見た時、私たちの心の中には、白から黒に至る様々なグレーのクオリアの二次元的な分布としての視覚的アウェアネスが、ただちに成立する。しかし、この模様の中に、何があるかという知覚は、しばらく絵を見つめていないと成立しない。この模様の中には、「老婆の顔」があるのであるが、この「老婆の顔」の知覚は、グレーのクオリアの「断片」のいくつかを、**図6・2**のように結び付けて、はじめて成立する。このように、すでに基本的な視野の中の空間的秩序の中のクオリアの分布が成立した後に、その部分部分を結び付けて、一つの「物体」を認識するという

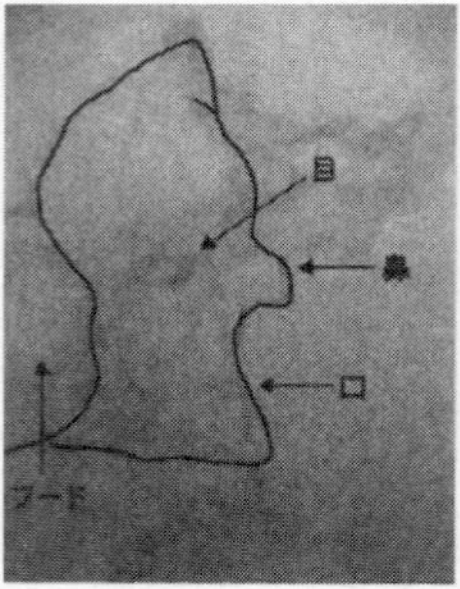


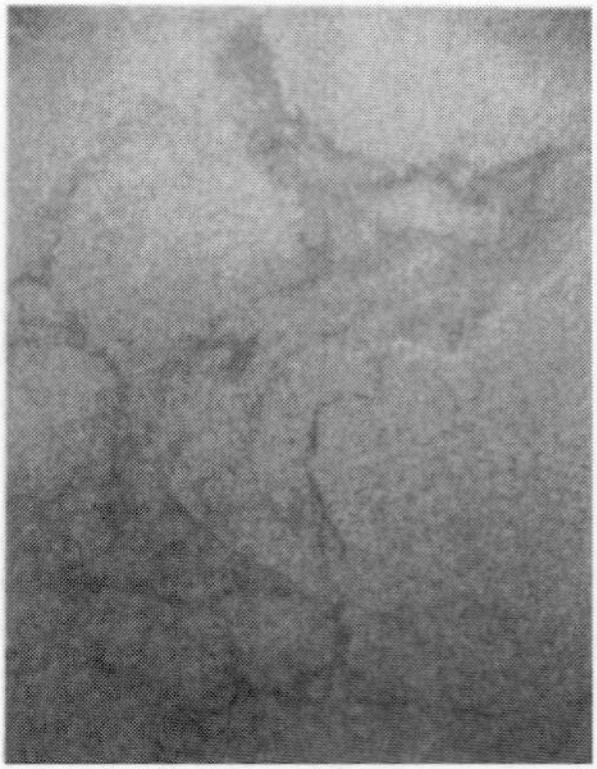

**図6・1(右)　この絵の中には、何があるかな？**

**図6・2(左)「部分の結び付け」**
図6・1のパターンが「老婆の顔」に見えるためには、目、鼻、口などの部分が、顔という一つのユニットに結び付けられなければならない。これが、部分の結び付けの問題である。

プロセスを、トレーズマンは、「部分の結び付け」*と呼んだ。

トレーズマンのように、「結び付け問題」を、二つの側面に整理して把握することは、「結び付け問題」を巡る現在の研究状況を理解する上で、とても重要である。というのも、しばしば、結び付け問題の右の二つの視点は混同されていて、このことが、「結び付け問題」を巡る実験的、理論的研究に少なからぬ混乱を引き起こしているのが実態だからだ。

「属性の結び付け」の方は、視覚的アウェアネスの本質と深く関わる問題である。私たちの視覚的アウェアネス、すなわち、「世界が、クオリアの空間的な分布として見えている」状態は、脳の中のニューロンの発火から、まさに第一の「属性の結び付け」のプロセスを通して生まれてくる。「属性の結び付け」のプロセスは、私たちの心の中のクオリアが脳の中のニューロンの発火のクラスターからいかにして生まれてくるかという、心脳問題のハード・プロブレムと表裏一体の関係にある。すなわち、「属性の結び付け」のプロセス自体が、一つのハード・プロブレムにならざるを得ないのである。

一方、「部分の結び付け」の方は、どちらかと言えばクリックとコッホが問題にしていた視覚情報の「明示的表現」の方と関連している。

錯視図形であるカニッツァの三角形の明示的表現は、「向かい合った三つのパックマン」という「部分」を結び付けることによって、はじめて成立する。また、先の模様の中の「老婆の顔」の明示的表現は、おそらくは下側頭野のニューロンの発火として成立しているが、この明示的表現が得られるためにも、老婆の顔を構成する目や鼻や口に相当するグレーの領域が、図6・2のように結び付けられる必要がある。高次視覚野における視覚特徴の明示的表現が成立するためには、「部分の結び付け」を通して、視野の中のクオリアの部分集合がひとまとまりになる必要があるわけである。

「部分の結び付け」を通して得られる視覚情報の明示的表現は、赤や青の色のクオリアのような鮮明なクオリアを伴って心の中に現れるのではなく、「そこに三角形がある」、「そこに老婆の顔がある」という、抽象的なポインタとして知覚される。実際、図6・1でグレーのパターンの中に「老婆の顔」が見えたとしても、そのように見える前と後で、視覚的アウェアネスの中のグレーのクオリアの分布のあり方は変わらない。部分の結び付けは、クオリアのあり方には影響を及ぼさないのである。

「部分の結び付け」のプロセスは、実際にそのように視覚特徴のグループ化を行い、ひとまとまりの物体として表現するコンピュータ・プログラムがあることからも分かるように、ニューロンの発火のクラスターとクオリアの対応関係に関する「属性の結び付け」にくらべれば、「やさしい問題」である。「結び付け問題」とはいっても、その中には、「属性の結び付け」、「部分の結び付け」という、性質の異なる二つの側面が含まれているのである。

## 同期発火で結び付く

歴史的に見ると、「結び付け問題」*は、最初にドイツの脳科学者、クリストフ・フォン・デア・マルスブルクやアメリカの認知科学者、アントニオ・R・ダマジオらによってその重要性が指摘された。マルスブルクやダマジオの仕事を受け継いで、一九八〇年代末から巧みな電気生理の実験によって、「結び付け問題」を視覚情報に関する脳研究のもっとも重要なテーマの一つにする上で大いに功績があったのが、ドイツ、マックス・プランク研究所のヴォルフ・ジンガーである。

ジンガーは、一九八九年に『ネイチャー』に発表した論文の中で、猫の第一次視覚野において、複数の視覚要素が一つのグループとして認識されるか、バラバラの要素として認識されるかに依存して、ニューロンの発火が同期したり、同期しなかったりフレキシブルに変化することを見出した。

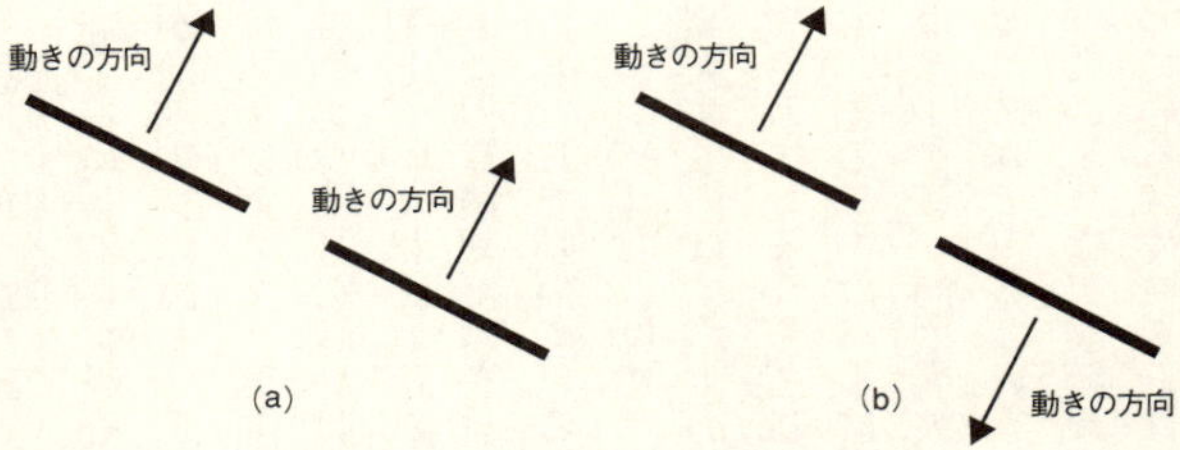


**図 6・3　視野の中で動く二つのバー**
動いているバーが一つのまとまりに結び付けられる場合(a)には、ニューロンが同期して発火し、結び付けられない場合(b)には同期が見られないことが、猫の視覚野で見出された。

視野の中を動いている二つのバーがある時、それぞれのバーが見える視野の位置に対応するニューロンがそれぞれ存在する。それぞれのバーに反応するニューロンは、バーが前ページの図6・3(a)のように一つのまとまりとして動いている時は、同期して発火するのに対して、図6・3(b)のようにバラバラに動いている時は、同期が見られない。二つのケースの違いは、(a)では二つのバーがグループとしてまとまって動いているのに対し、(b)ではそれぞれが独立して動いているという点にある。違いは、個々のバーという、局所的な視覚情報だけを見れば、(a)と(b)で差は見られない。違いは、二つのバーがひとまとまりとして動いているかどうかという、関係性にある。

ジンガーは、(a)のケースで、二つのバーに対して反応しているニューロンが同期して発火するのは、バーの間の「ギャップ」が補間され、「一つの長いバー」の塊として知覚されているからではないかと考えた。実際、ひと連なりの長いバーが動いている時にも、先の二つのバーに対応する受容野を持つニューロンは同期して発火する。このようなデータは、同期発火は複数のバーが「まとまって」グループとして知覚される際のメカニズムであるという、ジンガーの解釈を支持しているように思われた。

このような実験結果に基づいて、ジンガーは、脳の中で視覚特徴の「結び付け」を行っているメカニズムは、ニューロンの「同期発火」*であるという説を出した。すなわち、複数の特徴をコード（表現）するニューロン群が同期して発火している時に、それらの特徴が結び付けられるという仮説を提案したのである。こうして、ジンガーの「同期発火」仮説は、意識のメカニズムにニューロンの活動から迫ることのできる、数少ないモデルとして、一躍脚光を浴びることになったのである。

さて、すぐに分かるように、ジンガーが問題にしている「結び付け問題」は、トレーズマンの分類によれば、「部分の結び付け」の問題である。例えば、二つのバーがひとまとまりとして動いている時に、それが「連続した長いバー」の二つの部分であるかのように認識されるというのは、まさに、「部分の結び付け」のプロセスである。

ジンガーは、「結び付け」のプロセスにおいて、一般にニューロンの同期発火が重要な役割を果たしていると主張してきた。「部分の結び付け」だけでなく、より難しい問題である「属性の結び付け」においても、ニューロンの同期発火が重要であると主張してきたのである。

しかし、注意深く見ると、ジンガーのグループが提出してきた「同期発火」と「結び付け問題」に関する電気生理学のデータは、全て「部分の結び付け」のパラダイムの下での実験に関するものなのである。ジンガーの一連の実験は、「結び付け問題」のうち、視覚的アウェアネスの本質に深く関わり、意識とは何かという本質に関わる問題である「属性の結び付け」については直接の関連性を持たないのである。実際、ニューロンの同期発火が、「属性の結び付け」のプロセスにおいて重要な役割を果たしているという証拠は今日まで存在しない。むしろ、後に見るように、「属性の結び付け」は、ニューロンの同期発火とは全く異なるメカニズムによって成立していると考えるのが自然なのである。

ジンガーの同期発火説は、もしそれが正しいとしても、「結び付け問題」の比較的やさしい問題、すなわち「部分の結び付け」にしか関係していない。それにもかかわらず、同期発火説は、しばしば、「結び付け問題」全体、とりわけ、その解決が本質的に困難な「属性の結び付け」の解決をも与えるものと誤解されてきた。

このような混乱が生じた理由の一つには、ジンガー自身が、結び付け問題の二つの異なる側面を区別しないまま、どっちつかずの説明を繰り返してきたということがある。

例えば、一九九九年の春に日本で行われた講演においても、ジンガーは相変わらず「属性の結び付け」と「部分の結び付け」を明確に区別せず、「同期発火」があたかも「属性の結び付け」にも機能しているかのように示唆していた。しかし、そのような示唆を与えたにもかかわらず、ジンガーはその主張を裏付けるような実験データを提示しなかった。このような混乱を通して、ジンガー自身はむしろ「同期発火説」があたかも「属性の結び付け」にも関係しているかのような雰囲気をつくり出してきたし、またそれによって彼のグループの仕事に対する注目度を高めてきたところがある。

しかし、このような状況は、そう長くは続かないだろう。それに、このような状況をもたらしたのはジンガーのグループだけの責任ではない。脳科学界全体に、「属性の結び付け」と「部分の結び付け」をはっきり区別する意識が希薄であったことが問題なのである。

より深刻な問題としては、脳科学者の多くが、「属性の結び付け」の結果起こる視覚的アウェアネスを、空気のように当たり前のことだと思い込み、それ自体がどのように生じるかという問いかけをしなかったということがある。実は、この問題こそが心脳問題のハード・プロブレムなのだが。

ジンガーの「同期発火」説は、「結び付け問題」を電気生理学と結び付けて具体的に論じることができるようにしたという意味では、功績を残した。しかし、一方では、「結び付け問題」の本質については、多くの誤解と混乱を引き起こしてきた。結び付け問題について書かれてきた論文を読む時は、このような歴史的経緯に留意する必要がある。

同期発火説が「属性の結び付け」を説明できないことの一つの理論的根拠は、同期するニューロンの集団を用意しても、視覚的アウェアネスを特徴づける無数ともいえる圧倒的に並列的なクオリアの分布を実現することは不可能だということである。ニューロンが周期的に活動しているとすると、ニューロンの発火が同期するかどうかを決めるパラメータとしては、ニューロンの発火の周期と、位相の二つがあげられる。このような限られたパラメータ空間は、視覚的アウェアネスを特徴づけるような、圧倒的に並列的なクオリアの空間的分布を支えるには適していない。クオリアが並列的に分布した私たちの視野を、ニューロンの周期的発火の位相と周期によって表現するためには、位相と周期を、視野の中の空間的位置によって微妙に変化させなければならない。しかし、同期発火に関する現在の神経生理学的なデータを見ても、そのようなきわめて微妙なコントロールが行われているという証拠はない。

むしろ、同期発火する系の特徴は、「並列して存在するユニットは少数に限られる」というものである。このような特徴は、「勝者が全てを取る」、あるいは、「勝者が全てを共有する」と言われる。つまり、あるモードが支配的になると、他のモードが抑圧されて、複数のモードが並列して存在しにくくなってしまうのである。このような特徴は、圧倒的に多数のクオリアが並列に存在するという、「属性の結び付け」のプロセスを支えるシステムの特徴としては、相応しくない。なぜならば、「属性の結び付け」は、視野の中のクオリアが、同時に並列的に存在して、はじめて成立するからである。

一方、同期発火説の持つ性質は、「属性の結び付け」ではなく「部分の結び付け」によるる物体の認識の性質とは合致する点が多くある。というのも、「部分の結び付け」に基づく物体の認識は、視野の中に同時には少数しか成立しえず、まさに「並列して存在するユニットは少数に限られる」という、「同期発火」の性質と同じような状況を示すからである。

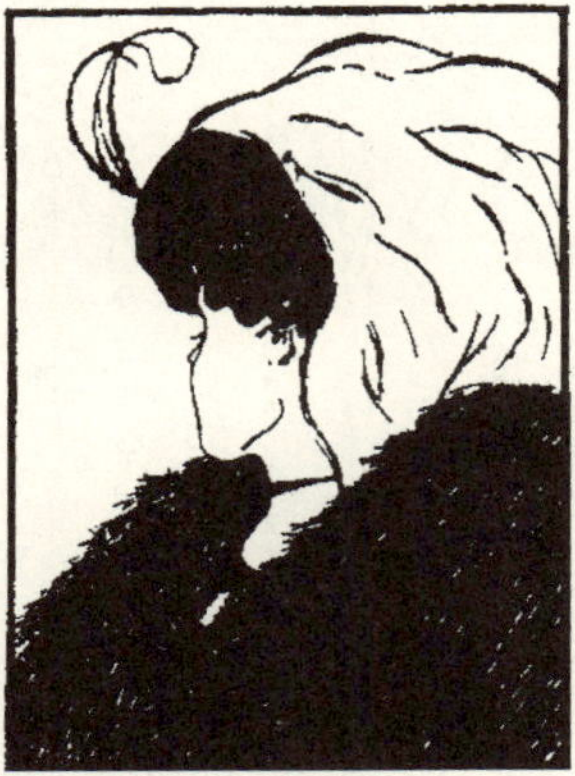

図6・4　老婆と若い女

例えば、前ページの図**6・4**は有名な「老婆と若い女」の両義図形である。良く知られているように、図6・4を同時に「老婆」であり「若い女」であると見るのは不可能で、ある瞬間をとると、どちらかの解釈が「勝つ」。「老婆」という認識も、「若い女」という認識も、視覚的アウェアネスの中のイメージの部分の集まりを結び付けなければ成立しない。この絵の場合、「老婆」という「部分の結び付け」と、「若い女」という「部分の結び付け」は、同時に並列しては存在できないわけである。「老婆」か、「若い女」か、いずれかの「勝者が全てを取る」構造をしているわけである。

このような、「勝者が全てを取る」という構造は、まさに同期発火するニューロンのシステムが示し得る性質であり、このような特徴からも、ニューロンの同期発火は、「属性の結び付け」というよりは、むしろ「部分の結び付け」に関わっていると考える方が自然なのである。

## ポインタの成立に関わる同期発火

私は、前の章で、視野の中のある一領域を例えば「顔」として認識するためには、高次視覚野において明示的な表現が成立することが必要であり、この「顔」という知覚は、鮮明なクオリアの上に「重ねられる」抽象的なポインタ*として理解できるという提案をした。高次視覚野における明示的な表現は、それ自体が鮮明なクオリアとして私たちの心の中に感じられることはなく、「視野のこの部分の、このクオリアの組み合わせが、このような視覚特徴となっている」という、「指し示し」をする機能を果たしている。

このような、高次視覚野における明示的な視覚情報表現＝ポインタと、ジンガーが実験的に示している「同期発火」は、非常に密接に関連していると考えられる。

例えば、「カニッツァの三角形」の錯視において、「なんとなくそこに三角形がある」というアモーダル・コンプリーションによって、「三角形」という視覚特徴の明示的な視覚情報表現が成立するためには、互いに向かい合ったパックマンの「くの字」の形の部分が結び付けられなければならない。これは、まさに「部分の結び付け」のプロセスである。ジンガーが実験で示しているように、このような「部分の結び付け」には、それぞれの視野の位置で「くの字」をコード（表現）しているニューロンの発火が同期することが関与している可能性がある。

一般に、シナプスの前側のニューロンの発火が同期せずに入力するよりも、同期して入力した方が、シナプスの後側のニューロンを発火させる効果が高い。しかも、シナプス前側のニューロンの発火が、シナプス後側のニューロンを発火させる効果は、ある一定の時間で減少していく。したがって、シナプスの前側からぱらぱらと発火が入力した場合よりも、同期した発火が集中的に入力した方が、シナプス後側のニューロンが発火する可能性が高くなり、視覚特徴も生まれやすくなるのである。

例えば、「顔」を構成する視野の中のクオリアの分布に基づき、ＩＴ野において「顔」の明示的な表現が形成される場合を考えてみよう。「顔」が「顔」として認識されるためには、目、鼻、口、耳といった、その構成要素が全て統合されなければならない。この時、目、鼻、口、耳を構成するクオリアを生み出すニューロンの発火のクラスターが同期発火＊して、その出力がＩＴ野に入力することにより、ＩＴ野で「顔」という明示的視覚情報表現のポインタができる可能性があるのである。もし、「顔」を構成する要素がうまく同期発火しないと、IT野で「顔」の明示的な表現が得られないことになるかもしれない。

このような、同期発火による高次視覚野における視覚情報の明示的表現は、「老婆と若い女」のように、「勝者が全てを取る」構造をしていると考えられる。すなわち、私たちが注意をどこに向けているかによって、視野の中で、ある特定の視覚特徴を構成するクオリアを生み出すニューロン群だけが同期して発火し、その結果、明示的な視覚情報表現が生み出されると考えられるのである。たくさんの人の顔が並んでいる集合写真で、注意の対象を移していくたびに「ああ、この顔はあの人だ」という認識が生じる場合のように、私たちが注意を制御して視野の中を探索する時、ニューロンの同期発火、及びそれに基づく視覚情報のポインタは、ダイナミックに変化していると考えられるのである。

両眼視野闘争*では、右目と左目から入力する視覚情報のうち、どちらか一方だけが私たちの視覚的アウェアネスの中に知覚される。

両眼視野闘争における眼優位性の変化のスピードから判断すると、視覚的アウェアネスの中の「見え」の変化に対応してクオリア自体が生成したり消滅したりしているというよりは、「クオリアの素材」(「前クオリア」)自体には変化がなく、ただ、その素材が「私」に見えるか見えないかが変化するのだと考える方が正しそうである。このような状況から、私は第5章において、両眼視野闘争において眼優位性が変化する時に、変化しているのは、第一次視覚野から高次視覚野に至るクオリアの表現ではなく、「ここにクオリアがある」というポインタの側であるという仮説を提唱した。例えば、「縦縞」と「横縞」の両眼視野闘争の場合、ある心理的瞬間に「縦縞」だけが見えて、「横縞」が見えないのは、「横縞」を構成するクオリアの表現が消滅しているからではなく、「横縞を構成するクオリアが視野のここにある」というポインタがマッチングしていないからである。

もし、このモデルで示唆されているように、両眼視野闘争における「見え」の変化も、高次視覚野における明示的な視覚特徴の表現も同じポインタとして表現されるのならば、共通の神経ネットワーク機構が両者に関与していると考えても良いはずである。

ジンガーは、両眼視野闘争における「眼優位性」*の変化に対応して、第一次視覚野におけるニューロンの発火の同期が変化していることを見出している。第5章で、両眼視野闘争における「眼優位性」の変化に対応するようなニューロンの活動レベルの変化は、第一次視覚野ではなく、前頭前野や頭頂野に見られたというデータを紹介した。確かに、ニューロンの活動レベルだけを見ていると、第一次視覚野においては、両眼視野闘争における「眼優位性」の変化に対応するような反応はない。しかし、同じ活動レベルを保っていても、その活動の同期の程度は変化させることができる。実際、ジンガーは、視覚的アウェアネスの中で「右目」からのイメージが勝っている時には、右目からの視覚情報を受け取っているニューロンの同期が強まることを見出しているのである。この時、「右目」からの情報を受け取っているニューロンも、「左目」からの情報を受け取っているニューロンも活動レベル自体は変わらない。ただ、その活動が同期しているかどうかだけが変わるというわけである。

これらのデータが示唆するのは、低次視覚野におけるニューロンの発火の同期の変化が、両眼視野闘争における眼優位性の変化に伴って起こっているということである。同期の変化に伴って、前頭前野や頭頂野におけるニューロンの活動レベルの変化も起こる。すなわち、低次視覚野のニューロンの同期の変化に従って、「ここにクオリアがある」というポインタが動的に形成されたり、消滅したりしていると考えられる。この際には、「明示的な視覚特徴の表現」の成立の時と同じように、シナプスの後側のニューロンがシナプスの前側からの同期する入力を受けその活動レベルを高めるという効果が関与しているのだろう。両眼視野闘争における眼優位性の変化は、このような、低次視覚野におけるニューロンの同期発火から高次視覚野におけるポインタの形成に至る、視覚系というシステム全体にわたる変化に伴って起こっているようなのである。

ここまでの議論をまとめてみよう。低次視覚野におけるニューロンの発火の同期に伴って、高次視覚野のポインタ・ニューロンの活動が強まる。このポインタは、「ここに顔がある」、「ここに三角形がある」といった、「部分の結び付け」を経た視覚特徴の明示的表現として機能する場合もあるし、「ここにクオリアがある」という、クオリアの「見え」自体を支えるメカニズムとして機能する場合もある。

こうして、低次視覚野におけるニューロンの同期発火に基づく高次視覚野におけるポインタ・ニューロンの発火という共通のメカニズムを通して、「部分の結び付け」と「両眼視野闘争」という、一見性質が異なるように見える私たちの視覚認識の性質が説明できることになるのである。

## 「属性の結び付け」解決へのシナリオ

どうやら、「結び付け問題」のうち、「部分の結び付け」については、ジンガーの言うように、ニューロンの同期発火で説明できそうだ。では、より難しい「属性の結び付け*」は、どのようにしたら解決することができるのだろうか？

「属性の結び付け」の解決へのシナリオを描くためには、第3章で論じた、ニューロンの発火とクオリアを結ぶ理論に遡らなければならない。

第3章で説明した「相互作用同時性*」の原理は、ニューロンの発火が起こっている物理的時間から、私たちの心の時間がどのように生じてくるかを明らかにする理論である。「相互作用同時性」が、ニューロンの発火によって支えられている私たちの心の時間の構造を与えているわけである。

「相互作用同時性」の考え方のポイントは、ニューロンからニューロンへ情報が伝達される時に、たとえ物理的時間としては有限の時間が経過しても、心理的時間としては、そのような物理的時間の経過が「一瞬に潰《つぶ》れて」、時間経過がゼロとなってしまうという点にあった。

「属性の結び付け」で問題になっているのは、脳の中のニューロンの発火から、クオリアがどのように生まれてくるか、そして、空間的にバラバラに分布しているクオリアが、空間的にどのような秩序の下に統合されるかということである。ここで必要とされているのは、「相互作用同時性」の原理の空間版、すなわち、相互作用が空間的に離れた点の間で伝わる時に、その空間的距離が「一点に潰れて」ゼロになるようなプロセスである。

私たちの心の中にクオリアが生み出すニューロンの発火のクラスターは、脳の中の物理的空間の中である程度の広がりをもった、「非局所的」なプロセスとして成立する。例えば、「薔薇」を見たときに生じるクオリアには「赤」や「緑」、「つやつやした感じ」など、様々なクオリアが、脳のいろいろな領野に分布している。しかし、その結果として私たちの心の中に現れる「赤」ならば「赤」というクオリアは、ある視野の一点に所属するものとして認識される。つまり、ニューロンからニューロンへ活動電位、シナプスを経て伝わる相互作用の空間的な広がりを、「一点に潰して」しまうような何らかの理屈が必要とされているのである。

現在のところ、このような理屈を支える数学的な枠組みの参考になるモデルとして、イギリスのオックスフォード大学のロジャー・ペンローズが提唱している「ツイスター*」がある。

心理的時間をゼロと考える相互作用同時性は、「相互作用」を伝える媒体の動きにそって、「固有時」が経過しないという考え方だった。このような考え方は、相対性理論においても採用されていた。ペンローズのツイスターは、相対性理論をもう一歩進めた考え方で、「相互作用」を伝える媒体である光の軌跡を、「時間」方向のみでなく、「空間」方向にも潰してしまおうという考え方である。このようなツイスターの数学的構造は、脳の中の非局所的なニューロンの発火のクラスターから、クオリアが心の時空間の中で「一点に潰れて」表象されるプロセスを記述するのに適しているように思われる。すなわち、脳の中にシナプスを通して結ばれているニューロンの発火のクラスターが、「一点」に圧縮され、統合されたクオリアとして感じられる仕組みを説明できるのではないかと期待されるのである。

もっとも、脳の神経ネットワークにおいて、「相互作用同時性」の原理に基づいて構築される時間の構造が、相対性理論によって成り立つ四次元の物理的時空の構造とは違うものであったように、四次元の時空構造の上に成り立っているツイスターの形式を、そのまま、ニューロンの発火のクラスターと視野の中の各点のクオリアを対応させるために使うことはできない。むしろ、「ツイスター」そのものではないが、「ツイスター」に似た、何らかの変換」を通して、ニューロンの発火のクラスターが、私たちの心の中では「視野の中の一点」のクオリアに潰れるという対応関係が記述できると考えられるのである。

以上のように、「結び付け問題」を構成する「部分の結び付け」と「属性の結び付け」について、それを支える神経ネットワーク機構の、一応の見通しを立てることができた。

さらに、トレーズマンは、もう一つ重要な指摘をしている。それは、「属性の結び付け」によって、クオリアが視覚的アウェアネスの中に秩序だって分布するということが、私たちが「注意」をコントロールする際の重要な条件になっているということである。

私たちが何かに視覚的な注意を向ける時、私たちは必ず視野の中の位置を基準として注意をコントロールする。例えば、赤い花がたくさん写った写真を見る時、ある特定の花に注意を向けるということは、とりもなおさず視野の中のある特定の位置に注意を向けるということを意味する。もちろん、注意を向ける視野の位置の広がりには様々な変化がある。緑のバックグラウンドの中の紅一点に注意を向ける場合もあるだろうし、あるいは、ある程度広がった領域全体に注意を向ける場合もあるだろう。しかし、いずれにせよ、私たちの視覚的注意のコントロールの基準枠が、視覚的アウェアネスにおける視野の位置であることには変わりがない。

このことを、右の「ツイスター類似の変換」のアナロジーで説明してみよう。物理的な空間の中では非局所的に広がっているニューロンの発火のクラスターは、「ツイスター類似の変換」によって、視覚的アウェアネスの中では視野の中の一点にクオリアとして凝縮される。このように凝縮された表現としてのクオリアが、私たちの注意を引く単位になるのである。あるクオリアの背景には、脳の物理的空間の中では非局所的に広がっているニューロンの発火のクラスターが存在するわけであるが、私たちの脳は、このようなニューロンの発火のクラスターを単位として、それに注意を向けることのできるテクノロジーを備えているわけである。

このような、「注意」の制御を条件付ける視覚的アウェアネスの構造は、次の章で認識と行動の関係を論じる際に、きわめて重要になってくる。

## ポインタのはじまりは「私」の場所

この章の議論、及び、前の章の議論をまとめて、「私」を構成する脳の神経ネットワークの見取り図を書いてみよう。

次第に浮かび上がってくる大きな構図は、クオリアと、ポインタが、私の心の中の様々な表象を構成する主要な要素らしいということである。

私たちの心の中に、具体的に、鮮明な質感を伴って現れるのは、様々なクオリアである。しかし、それらのクオリアは、「私」がそれに「向き合う」ことではじめて私の心の中に認識される。私がクオリアに「向き合う」ことを支えているのが、クオリアへポインタを向かわせている高次視覚野におけるニューロンの活動である。クオリアは、そこへ向かうポインタなしでは、「私」に認識されない。クオリアとポインタが結び付いて、はじめてクオリアは「心に見えるもの」になるのである。このことが端的な形で現れているのが、両眼視野闘争である。

このような「私」の「見取り図」を眺めた時、「私」の一番中核の部分、「私が私であること」は、そこから様々なクオリアに向かうポインタがでる起点としてとらえられるというイメージが浮かび上がってくる。私の心の中に浮かぶ個々のクオリアが私を規定しているのではない。「私」とは、それらのクオリアに「向き合って」いる何かなのである。この点については、第8章で詳しく論じる。

もちろん、「私」をポインタのはじまる場所として表現したとしても、そもそも物質的過程である脳の中のニューロンの発火から、どのようにしてそのような「私」の構造が生まれてくるのかという難しい問題（ハード・プロブレム）に答えたことにはならない。最終的には、ポインタの起点としての「私」の構造が、ニューロンの発火の関係から、マッハの原理を通してどのように生まれてくるのかが明らかにされなければならない。そのような最終的な目標に至るステップとして、私たちに現時点でできるのは、「私」を構成している様々な表象の層の見取り図を描いていくことである。そして、その見取り図を、だんだん詳しいものにしていくことである。「私」の心を構成するものを、クオリアとクオリアに向かうポインタに分類することで、クオリア一元論では見えなかった「私」のあり方が見えてくる。また、ポインタ自身もそれが意識の中で把握される時には、一つの（抽象的な）クオリアとして感じられる。

次の章では、より「行為」に結びついた形で、さらに「私」の見取り図を詳しいものにしていきたいと思う。

# 第7章
# 脳と環境の相互作用

## 「私」は世界に働きかける存在である

第6章までは、「視覚」、すなわち、「見る」ということを中心に、「私」の見取り図を描いてきた。

心脳問題のハード・プロブレムは、まず第一義的には、物理現象である私たちの脳の中のニューロンの発火から、私たちの心の中の表象がいかに生まれてくるのかという点にある。感覚に伴う表象を特徴づける様々なクオリア、例えば、赤い色のクオリア、水の冷たさのクオリア、砂糖の甘さのクオリア、ヴァイオリンの音のクオリア、みかんの香りのクオリアなど、それぞれきわめてユニークな質感を持っている。個々のクオリアのユニークな質感は、物理現象を記述するために用いてきた、質量や電荷といった性質とは全く性格が異なるように思われる。クオリアの生々しい独特の質感を世界観全体の中でどのように位置付けるかということが問題になるのだ。これは、近代科学のパラダイムを作ってきた「物理主義」の根幹を危うくする深刻なチャレンジである。だからこそ、多くの論者が、クオリアを、心脳問題の中核の問題であるのみならず、私たちの世界観自体を揺るがす問題として位置付けている。視野の中に分布したクオリアから構成される視覚的アウェアネスは、従って、心脳問題のハード・プロブレムの本質に関わるテーマなのだ。

一方、私たちの心の中の表象をより包括的に説明し、「私の見取り図」を描くためには、ユニークで鮮明な質感を伴うクオリアに加えて、より抽象的なポインタという別のカテゴリーの概念を考えることが有効だった。「ポインタ」の概念は、両眼視野闘争における「見え」の変化や、視覚情報の明示的表現など、クオリアでは説明できない私たちの心の中の表象を説明する際に必要だった。

ところで、第6章までの議論で、敢えて言及してこなかった、脳の機能の一側面がある。それは、私たちが環境に能動的に働きかける、運動や行為といった側面である。私たちは、世界から情報を受け取り、それを認識するだけの受け身の存在ではない。私たちは、世界に働きかける存在でもある。私たちは環境から様々な情報を受け取り、環境に様々な行為を通して働きかけ、その結果環境に変化がもたらされ、それが私たちの感覚を通してフィードバックされる。このようなループを通して、環境といきいきと相互作用する能力を、私たちは持っている。新生児にさえ、環境と有効に相互作用しながら学ぶ「コンピテンス」*と呼ばれる能力が備わっている。脳の機能を考える時には、このような感覚と行為が一体となった環境との相互作用を忘れることはできない。私たちの身体がどのような条件の下でどのように機能するかという、いわゆる「身体性」の問題も無視することはできない。このような、私たちの行為という能動的な側面は、心脳問題という視点からはどのようにとらえられるのだろうか?

まず、客観的、物理的にとらえた「行為」のメカニズムは、「物理主義」というカテゴリーの中で説明することができる。行為のこのような側面は、クオリアのような、物理主義自体に対する深刻なチャレンジではない。確かに、時空間的なパターンとして、行為がどのようにプログラム、実行されるかというのは難しい問題である。また、複数のステップからなる行為の学習において、結果の正否をいかに各ステップの修正に反映させるかという問題もある。しかし、行為を巡るこのような問題は、どれほど複雑でも、結局は物理主義というパラダイムのカテゴリーの問題に過ぎない。客観的に見た行為の問題は、とりあえず心脳問題のハード・プロブレムとは関係がないのである。

一方、行為に伴って、私たちの心の中にある一定の表象が生じることも事実だ。例えば、「右腕を上げよう」と意識した時、心の中に生じるある表象がある。あるいは、「もっと速く歩こう」と意識した時に、心の中に生じる表象がある。このような、行為に伴って生じる表象の問題は、心脳問題のカテゴリーに入ってくる。この章では、このような、行為に伴って心の中に生じる表象の性質について、議論したいと思う。行為の客観的、物理的側面ではなく、あくまでも、行為に伴う心の中の表象について論じるのである。

議論をはじめるにあたり、この章で問題にする「行為に伴う心の中の表象」について、それが何を指すのかをもう少しはっきりさせておきたい。

自分自身の行為の結果として、感覚器を通して入ってくる感覚情報の内容が変化し、その結果、心の中の表象も変化するということがある。例えば、身体を動かせば視覚的風景は変わり、体性感覚も変わり、内耳から加速度の情報も入ってくる。このような感覚情報は、自分自身の行為をモニターしたり、行為のコントロールにフィードバックしたりするのに用いられる。行為の結果として入ってくる感覚情報は、様々なクオリアを伴って知覚される。私たちは、行為の結果生じる心の中のクオリアを通して、自分の行為をモニターしているわけである。このような表象は、確かに、自分自身の行為の結果として生じるが、もともとは感覚のカテゴリーに属するものであり、特に、行為に特有な心の中の表象というわけではない。

一方、この章で問題にしたい「行為に伴う表象」とは、例えば、「右腕を上げよう」、「もっと速く歩こう」、「あのボールを、右の方に打ち返そう」といった、行為の開始、終了、コントロールなどを意識的に行う時に、私たちの心の中に生じる表象である。「このような行為をこのようなやり方でやろう」という能動的な意識の働きに伴って、私たちの心の中に生じる表象について議論したいのである。このような表象は、感覚のクオリアと比較すると、より抽象的、かつ後に述べるように、ダイナミックに変化する性質を持っている。このような、行為に伴う表象は、いわば私の心が「行為に向かって」生み出す表象、「行為に向かう表象」と言える。この章では、このような、「行為に向かう表象」の性質について考えたい。

ところで、第5章、第6章で、私たちは、両眼視野闘争における「見え」の変化や視覚情報の明示的表現に伴う心の中の表象を説明するために、ポインタの概念を用いた。その際、ポインタは、色のような鮮明なクオリアと比較すると、抽象的な感覚として知覚されると述べた。この、「鮮明な質感を伴わない抽象的な感覚」という点において、右に述べた「行為に向かう表象」と、「ポインタ」の概念は共通しているように思われる。実際、以下に見るように、この二つの抽象的な表象概念は、「私」の中枢に近い領域で感覚の情報と運動の情報が統合されて処理される時に、協調して重要な役割を果たしていると考えられるのである。

視覚的アウェアネスを説明する時に用いたクオリアという鮮明な質感は、感覚の表象に特有の属性である。一方、「行為に向かう表象」と、「ポインタ」の概念は、抽象性以外にも様々な共通点を持ち、「感覚」と「運動」が融合し共通のフォーマットで表現されるような領域を作っているのではないかと考えられる。

以上の点を、具体的な例や、神経生理学のデータに基づいて検証していこう。

## 行動のコントロールは抽象的な感覚

私たちの行動は、客観的な視点から見れば、具体的にとらえることのできるものである。また、自らの行動の結果を鮮明なクオリアを伴った感覚を通して認識し、具体的に把握することもできる。

しかし、私たちの心の中で、行動のコントロールはとても抽象的な感覚として成立している。この「抽象性」が、「行為に向かう表象」と前二章で論じた意味でのポインタと共通している点である。行為のコントロールに伴って私たちの心の中に生じる表象は、カニッツァの三角形の錯視において、三つの向き合ったパックマンを見た時に、クオリアを伴わない「三角形」がそこにあるように感じるのと同じような抽象性を持っているのである。

例えば、一〇メートル先に立っている棒に、ボールをぶつけるという課題を行っている時、「私」の心の中で運動のコントロールがどのように表象されているかを考えてみよう。

まず最初に適当に投げてみると、球が弧を描いて棒を越していった。飛ばし過ぎたかなと思うから、今度は少し「緩《ゆる》め」に投げてみる。すると、距離はちょうど良かったのだが、少し右にずれてしまった。そこで、今度はやや「左気味」に投げると、また球が棒を越して飛んでいってしまった。何回かやっているうちに、「良い感じ」で球が飛んでいって、見事棒に当たった。ところが、もう一度「良い感じ」で投げるのを再現しようとしても、うまくいかなかった……。

私たちが意識的に運動をコントロールする際、私たちは詳細に運動のプロセスを眺め、それを精密にコントロールすることはできない。私たちの心の中で、運動のコントロールは、「緩め」、「左気味」、「良い感じ」といった、きわめて抽象的で曖昧な感覚を通して行われている。私たちの心の中に現れる運動のコントロールに伴う表象は、客観的に見た運動とは似ても似つかない、抽象的なものなのである。運動選手が、「イメージ・トレーニング」という形で、何とか自分の体の動きをイメージとしてコントロール可能なものにしようとするのは、運動のコントロールが、もともと具体的にイメージしにくい、抽象的なものだからである。この運動の抽象性を何とか乗り越えようとして、運動選手はイメージ・トレーニングをするのだ。

私たちの心の中では、運動のコントロールは、「具体的」なものというよりは、むしろ「抽象的」なものとして表象されるのである。運動が具体的だというのは、運動を客観的な視点から物理的空間の中の身体の軌跡として見た場合、あるいは、運動の結果を、感覚器を通して鮮明なクオリアを伴った感覚情報として認識した場合である。私たちの心の中では、運動のコントロールは、抽象的な感覚としてしか成立していないのである。

今までみてきたように、運動のコントロールが引き起こす内的感覚は、視覚情報の明示的表現や、両眼視野闘争の「見え」といった視覚的アウェアネスの性質を説明する時に用いたポインタと同じように、鮮明なクオリアを伴わない「抽象的」な感覚として表象されることが分かった。

この、「抽象性」という興味深い共通点から連想されるのは、「感覚」における高次のポインタ表現と、運動のコントロールに伴って心の中に生じる表象が、何らかの共通した情報フォーマットによって機能しているという可能性である。

感覚情報は、最終的には適切な運動をするための基礎として使われる。例えば、山を歩いていて、いきなり熊が現れたら、「隠れる」、「逃げる」、「銃を撃つ」というのが適切な行動の例だろう。自分の心の中の視覚的アウェアネスの中に見えている黒いクオリアの塊が実は「熊」であるという明示的表現は、抽象的なポインタとして与えられる(「熊」を見ることによって引き起こされる「恐怖」の感情は、クオリアとポインタが混ざったようなものであると考えられる。感情の問題については、この本では詳しく論じないことにする)。このようなポインタ表現は、適切な運動をとるための基礎となるが、このような感覚と運動の連動が効率的に行われるためには、感覚情報と運動情報のフォーマットをある程度共通のものにしておいた方が良いと思われる。「ああ、あれは熊だ」という明示的な視覚情報の認識と、「隠れろ」という運動のコントロールに伴う心の中の表象が、その抽象性という点で連関しているという事実は、感覚と運動の情報が出会い、融合するような領域があることを支持しているように思われるのだ。

このような、「感覚情報」と「運動情報」が共通のフォーマットで表されているという仮説をうまく表現した概念がある。アメリカの心理学者J・J・ギブソンの提唱した「アフォーダンス」*という概念である。アフォーダンスは、日本では東京大学教授の佐々木正人によって紹介されて有名になった。アフォーダンスとは、「〇〇できること」とでもいった意味で、環境の中にあるもの(生体)が、ある特定の行為をすることを可能にする(afford)ということである。

例えば、目の前にりんごがあるとする。りんごは、まずは、「赤い色のクオリア」、

「つややかな表面の感じのクオリア」が丸い領域に分布しているクオリアの塊として視覚的アウェアネスの中で表象される。この鮮明なクオリアの分布の上に、「これはりんごである」という、明示的な視覚情報表現に伴う抽象的なポインタが貼り付けられる。

ギブソンや佐々木正人の考え方は、「これはりんごである」という物体視の情報に加えて、りんごに対して人間がどのようなアクションを起こすことができるかという「りんごに付随する行為の可能性」が、私たちの「りんご」という認識の重要な構成要素であるというものである。たとえば、りんごは、「摑むことができる」、「なでることができる」、「かじることができる」、(ナイフがあれば)「皮を剝くことができる」といった行為の可能性を与える。このような「行為の可能性」が、アフォーダンスの例であり、りんごは、視覚情報とともに、このような「アフォーダンス」の塊としても認識されているというわけである。

「アフォーダンス」は、感覚の情報と、運動の情報が出会う場所における情報フォーマットである。「摑むことができる」といったアフォーダンスは、りんごを構成するクオリアから「これはりんごである」という明示的な視覚特徴表現が向かっていくプロセスと密接に関わりながら成立してくる。一方で、「摑むことができる」といったアフォーダンスは、そのままりんごに対して起こす具体的な行為(摑んだり、なでたり、かじったり、皮を剝いたり）の基礎となる情報を提供する。このように、アフォーダンスは、感覚と運動の双方に関わり、感覚と運動が渾然一体のものとして融合した領域における情報表現のフォーマットになっているのである。

ここで注目しておきたいことは、「摑むことができる」、「なでることができる」といったアフォーダンスは、私たちの心の中で、「これはりんごである」という明示的な視覚情報表現と同じような抽象的な感覚として成立しているということである。「摑むことができる」、「なでることができる」といったアフォーダンスは、視覚的アウェアネスの中でりんごを構成するクオリアの塊の上に抽象的なポインタとして貼り付けられているのである。「摑むことができる」、「なでることができる」といったアフォーダンスが成立しても、視覚的アウェアネスの中でりんごを構成するクオリア自体は基本的に変化しない。この点も、「これはりんごである」という明示的な視覚情報表現が成立しても、成立しなくても、りんごを構成するクオリア自体は基本的に変化しないことと共通している。

アフォーダンスと明示的な視覚情報表現のもう一つの共通点は、その成立及び消滅が私たちの対象への注意の向け方によってダイナミックに変化するということである。外界からの物理的刺激が一定という条件の下では視覚的アウェアネスの中のクオリアは、両眼視野闘争における「見え」の変化の場合を除けば安定している。視野の中のどこに注意を向けるかによって、クオリアの見え方が変化することはない。変化するのは、「ああこれはりんごだ」、「ここにあるのはみかんだ」、「こんなところにぶどうがあった」という、クオリアの上に貼られる抽象的な明示的表現の方である。このような明示的な視覚表現の変化に伴って、物体視に伴うアフォーダンス表現も変化する。アフォーダンス表現の変化の仕方は、明示的視覚情報表現の変化の仕方と似ているのである。

このような、表象としての性質の類似性は、アフォーダンスが、第5章、第6章で議論したポインタと類似した神経ネットワークのメカニズムによって成立していることを示唆している。アフォーダンスは、感覚と運動を共通の情報フォーマットで結ぶ存在である。特に、アフォーダンス表現が注意の推移に伴ってダイナミックに変化することは、運動のコントロールの問題と関連して注目される。

## ミラー・ニューロン

「感覚」と「運動」の情報が、アフォーダンスの場合のように共通の情報フォーマットによって担われることがあることを示している一つの例が、「ミラー・ニューロン」*である。

「ミラー・ニューロン」は、猿の腹側運動前野のF5野と呼ばれる領野において発見されている。ミラー（鏡）のようなニューロンと言われる理由は、これらの一群のニューロンが、猿がある特定の行為をした時に活動するだけでなく、別の猿が同じ行為をするのを見た時にも活動するからである。まるで鏡に映したように、自分がある行為をしても、他の猿が同じ行為をするのを見ても同じ活動をもたらすことから、ミラー・ニューロンと呼ばれるようになったのである。

例えば、ある実験では、実験者が猿に対して餌を差し出して、それを猿が手で摑んだ。

この時、猿のF5野のニューロンの活動をモニターした結果、他の猿が餌を摑むところを見た時も、自分が餌を摑んだ時にも発火するニューロンが見出されたのである。このニューロンは、餌が猿に運ばれている途中には発火しない。他の猿が手で餌を摑むのを見るか、自分自身で餌を摑んだ時にだけ発火するのである。つまり、自分がやるか、他人がやるかにかかわらず、「餌を摑む」という感覚情報ないしは運動情報に対して活動するニューロンなのである。このニューロンは、「餌を摑む」という行為に対するミラー・ニューロンであると考えられる。

その後、人間でも、PET*のような非侵襲計測の手法を用いた実験で、ミラー・ニューロンと同じような活動パターンを見せる脳の部位が存在することを示唆するデータが得られている。

このような、ミラー・ニューロンがあることの機能的な意味については、まだ確実なモデルはない。「ものまね」を通しての運動学習に使われているのではないかというのは、まずは素直な発想である。また、他者の精神状態を推定する「マインド・リーディング」において、相手の行動の背後にある内面状態のシミュレーションをする際に役立っているのではないかというモデルもある。

一つ確実なことは、ミラー・ニューロンは、感覚情報と運動情報を共通の情報フォーマットで表現するという脳の機能に関わっているだろうということである。ミラー・ニューロンは、ある行為を行うという情報が、「感覚情報」として処理されても、「運動情報」として処理されても同じように活動するのである。このようなミラー・ニューロンの特性は、感覚情報と運動情報を共通のフォーマットで表現するのに役立っている。

ミラー・ニューロンが発見されている脳の領域では、「アフォーダンス」を表現しているのではないかと考えられるニューロンも見出されている。例えば、手や口で「摑めるもの」を見た場合にだけ発火するニューロンが存在するのである。このようなニューロンは、「摑むことができる」というアフォーダンスを表現している「アフォーダンス・ニューロン」であろうと推定できる。アフォーダンスもまた、感覚情報と運動情報の両方にまたがる情報表現である。

ミラー・ニューロンやアフォーダンス・ニューロンが存在する脳の領野は、まさに感覚情報と運動情報が出会い、両者が不可分のものとして共通のフォーマットで表現されている場所であると考えられるのである。

感覚情報と運動情報が一体として処理されている例としては、この他に、久保田競（京都大学名誉教授）らが猿の背側運動前野から見出した「視覚運動ニューロン」*がある。

この実験では、猿は、固定された注視点の周囲に現れるターゲットに向かって手を伸ばすという課題を行った。この際に、猿の脳の背側運動前野のニューロンの活動が観察された。その結果、ターゲットの提示時に加えて、猿がターゲットに手を伸ばす前にも活動する「視覚運動ニューロン」が見出されたのである。このように、「ここにターゲットがある」という視覚情報に対して反応するだけでなく、「ターゲットに向かって手を伸ばす」という運動情報に対しても反応するニューロンがあることは、視覚情報と運動情報で情報のフォーマットが共有されていることを示唆している。ちなみに、「視覚運動ニューロン」が発見された背側運動前野は、アフォーダンス・ニューロンやミラー・ニューロンが見出されている腹側運動前野に近接した領野であることも注目される。

ところで、明示的な視覚表現や、両眼視野闘争における「見え」の変化を説明する「ポインタ」には、注意の向け方によって能動的に変化する、行為に似た性質がある。

例えば、明示的な視覚表現は、視野のどこに注意を向けるかによって、ダイナミックに、そしてコンテキストに依存した形で変化する。視覚的アウェアネスの中には、クオリアが圧倒的に並列的に分布している。私たちは、このような圧倒的な量の情報の中から、一部分を取り出してそこに明示的な視覚情報を貼り付けている。視野のどこの部分に注意を向けるかによって、どのような視覚情報が明示的に取り出されるかは変わってくる。

例えば、一〇人の人の顔が視野の中に存在している場合、「これはAさんの顔だ」、「これはBさんの顔だ」という明示的な表現は、それぞれの顔に注意を向けた時にはじめて成立する。クオリアの分布としては、一〇人の顔は同時並列的に見えているのだが、明示的に「〇〇さんの顔だ」という表現は、逐次的にしか成立しないのである。このような明示的な視覚表現は、注意の移動に伴って、逐次的、能動的に形成される。受動的な感覚というよりは、能動的な行為に近いのだ。

しばしば、「実は自分の注意を向けているところしか見えていない」という言い方がされるが、これは、注意の移動に伴って逐次的、能動的に形成される明示的な視覚表現を指している。一方、クオリアが視野の分布の中に見えているという意味での視覚的アウェアネスは、注意がどこに向けられるかにかかわらず、常に同時並列的に見えている。右の例で言えば、一〇人の顔は、視覚的アウェアネスの中のクオリアの分布としては同時並列的に見えているが、「これは〇〇さんの顔だ」という明示的な表現は、注意に依存した、逐次的な形でしか成立しない。

一方、両眼視野闘争において、右目から入った視覚刺激と左目から入った視覚刺激のうちどちらが視覚的アウェアネスの中で見えるかは、第一次視覚野からのニューロンの発火のクラスターとして表現されたクオリアと、前頭前野からのポインタとのマッチングで決まってくる。「ここに〇〇のクオリアがある」というポインタが変化することによって、両眼視野闘争における「見え」の変化が起こっているのだ。このようなポインタの働きは、あたかも、ニューロンの発火のクラスターとして成立したクオリアを、「私」という主観性の起点が「拾いにいっている」というような能動的なプロセスを連想させる。

もっとも、両眼視野闘争において、視野のある場所において右目からの入力が勝つか、左目からの入力が勝つかは思うようにコントロールすることができない。両眼視野闘争は、運動とのアナロジーで言えば、不随意運動のように、意識によるコントロールを待たずに、自律的にダイナミックな変化が起こる場合に相当するだろう。

それに対して、注意のコントロールに伴って、視覚的アウェアネスの中に並列的に分布したクオリアの中から一部分がピックアップされて明示的な視覚情報表現ができる過程は、随意運動に近い。随意運動との完全なアナロジーが成立しない理由は、例えば視野の中に突然虎*が現れてきた時のように、注意が意識のコントロールを経ずに変化する場合があるからだ。

明示的視覚表現や両眼視野闘争におけるポインタ表現のダイナミックな変化には、まさに行為と同じような「私」を起点とする能動性が現れている。両者の違いは、能動的なプロセスの最終的な結果にある。行為の場合は、最終的に筋肉などの効果器を通して具体的、物理的な運動という「結果」が生じる。例えば、「腕を動かそう」という抽象的な表象が心の中に生じて、その結果、腕が動くという具体的な効果が生じるわけである。一方、ポインタの場合には、その変化とともに明示的な視覚表現や、視覚的アウェアネスの中の「見え」が変化することが「結果」なのである。例えば、両眼視野闘争において、今まで右目からの入力によって生じたクオリアにマッチングしていたポインタが、左目からの入力によって生じたクオリアに切り替わることによって、「見え」の変化が生じるような場合である。

このように、最終的な結果は異なるが、「私」を起点として、豊かなコンテキスト性の中で、ある特定のニューロン群が特に活発に活動するという意味では、運動のコントロールと明示的視覚情報表現や両眼視野闘争におけるポインタのコントロールはきわめてよく似ているのである。

心の中に生じる表象という側面から見ると、運動をコントロールする情報を表現しているポインタは、クオリアという行き先を持たない、「自由端のポインタ」である。もちろん、運動のコントロールは結果として私たちの身体の具体的な行動につながる。しかし、その結果は、運動系のニューロンを通して直接心に表象されるのではなく、感覚器を通して、運動の結果を認識するというフィードバックのループを通して認識される。運動のコントロールに伴う内的感覚、表象は、まさに暗闇の中に物を投げているような感じがあるのである。

## 衝突までの時間

以上では、心の中の表象という視点から、意識による運動コントロールと、感覚情報の意識への現れ方をコントロールするポインタの間の類似点について議論した。このような類似点は、感覚情報と運動情報が共通のフォーマットでプロセスされているような領域の存在を示唆している。猿の運動前野で発見されているミラー・ニューロン、アフォーダンス・ニューロン、視覚運動ニューロンなどは、このような感覚と運動を結ぶ脳の領野において活動するニューロンの例である。

ここで、一つ議論しておかなければならないポイントがある。それは、ギブソン自身は、「アフォーダンス」を、生体の脳の中で閉じている概念ではなく、生体が環境との相互作用を行う上で、その相互作用のループの中に、生体と環境の両方にまたがった概念として生まれてくると考えていたということである。

ギブソンの言うように、生物の感覚が、生物という個体と環境との相互作用によって条件付けられていることを端的に示している例が、「衝突までの時間」である。

例えば、飛んでいる鳩の前に、障害物が現れたとしよう。鳩は、どのようにして障害物に衝突するのを避けるのだろうか？

問題点の一つは、テクスチャなどの手がかりがない場合、障害物の大きさや、障害物までの距離を確実に知る方法がないことだ。例えば、同じ形をした一メートルの大きさの物体が一〇メートル先にある状況と、二メートルの大きさの物体が二〇メートル先にある状況は、テクスチャなどの手がかりがなければ区別がつかない。サッカーボールの模様のようなテクスチャがあれば、それを手がかりとして障害物までの距離を推測することができるが、そのような手がかりがない場合には、どのようにして距離を推測すれば良いのだろうか？

実は、このような場合でも、「衝突までの時間」を検出するという戦略をとると、物体の大きさや距離に関係なく常に計算が可能になることが分かっている。

この場合、必要なのは鳩が一定の速度で障害物に向かって飛んでいるという仮定である。具体的には、物体の中心から端までの視角のタンジェントをとり、その自然対数を時間微分した量が、衝突するまでの時間の逆数となる。このようにして計算された「衝突までの時間」は、物体の大きさや物体までの距離に関係なく決定できることが示される。このことを証明するのは、高校の数学程度の知識があれば簡単である。「衝突までの時間」のこのような性質は、飛行している生物を取り囲む環境における光線の幾何学的性質だけから導出される。そして、実際、飛行する生物の多くは物体の大きさや物体までの距離を知らなくても、「衝突までの時間」を用いて障害物を避けることができるのである。

もちろん、飛行する生物が、人間の高校程度の数学的知識を持っているわけではない。生物の神経系が、それをとりまく環境の幾何光学的性質に条件づけられて、次第に「衝突までの時間」を計算するように進化してきたのである。

一九九〇年代の初頭にY・C・ウォンらが行った実験で、鳩の脳のある領域のニューロンが、「衝突までの時間」を実際に計算していることが示されている。コンピュータ・スクリーン上に次第に近付いてくる障害物の画像を提示し、それを鳩に見せながらニューロンの活動を記録した実験で、ほぼ一秒前になると発火するニューロンがあることが見出されたのである。

このような研究は、アフォーダンスの概念を提唱したギブソンの強い影響の下に行われていると言える。「衝突までの時間」は、ギブソン的な意味での環境に埋め込まれた認識の、最もよく研究された事例の一つである。

近付いてくる物体が「衝突まで一秒」のところまで来た時に発火しているニューロンは、「いま回避行動を開始すれば避けることができる」というアフォーダンスを表現していると考えられる。ギブソンが重視した環境との相互作用というファクターは、鳩の脳が、条件によっては計算することが不可能な障害物までの距離や、障害物の速度などではなく、どのような条件でも常に「衝突までの時間」を計算するという戦略をとっているというところにある。まさに、脳内のアフォーダンス表現は、生体と環境との間の相互作用によって条件付けられているわけである。

## 開かれた世界の中のアフォーダンス

この章では、第5章、第6章の中で感覚における「主観性」を説明するために持ち出された「ポインタ」と、運動のコントロールに伴って心の中に生じる表象との類似性を論じた。また、「アフォーダンス」のように、感覚情報と運動情報が融合されて処理されているケースを論じた。

ギブソンの言うように、私たちの持つ感覚の意味を機能主義的にとらえようとすれば、脳だけを記述しているのでは不十分で、環境との相互作用を明示的に記述の中に入れなければならないだろう。特に、アフォーダンスを考える場合はそうである。しかし、私たちと環境の間の相互作用の物理的プロセスが、私たちの心の中に直接表象されることはないことも、また確かである。私たちの心の中の表象は、あくまでも脳内のニューロンの発火に伴って生じているのだ。

「衝突までの時間」の例で言えば、衝突の一秒前に鳩の脳の中で、あるニューロンの発火パターンが生じる。これは、神経生理学的に見た事実だ。なぜ、衝突の一定時間前に特定のニューロンが発火するように鳩の脳が形成されているのか、この点は、環境との相互作用の要素を考慮しなければ解明できない。ギブソンが重視した、幾何光学的な拘束条件も、本質的な要素として入ってくる。

私たち人間をはじめとする生物が住んでいる世界は、閉ざされた世界ではなく、「外部」から様々な要素が入り込んでくる、「開かれた世界」である。私たちの脳は、開かれた世界の中での情報の流れの一つの結節点に過ぎない。私たちの脳は、このような開かれた世界と結び付き、情報を受け取り、行為を通して環境に働きかける。

私たちの心は、このような相互作用の連関のネットワークの部分集合、すなわち、脳の中のニューロンの活動によって生じる。私たちの心の中では、まわりにある様々な事象を表現するクオリアの上に、それぞれのアフォーダンスが貼り付けられている。このようなアフォーダンス表現は、私たちが環境に対して有効に働きかける能力の基礎になる。相互作用の連関という視点から見れば、ギブソンの言うように、脳を環境と切り離すことはできない。私たちの心は、開かれた環境との相互作用の連関の海に浮かぶ氷山の頂のような存在なのである。

# 第8章

# 「私」が私であるために

## 私たちの心は能動的である

以上の議論の中で、私は、私たちの心の中に現れる、様々な表象について、その性質と、背後にあるニューロンの活動について考察してきた。

第2章、第3章で、私は、私たちの心の中の表象は「クオリア」から構成されると述べた。これは、色や音、香り、味、手触りといった「私」が感じる対象となる質感については、ほぼ正しい。一方、第4章で議論した「両眼視野闘争」によって示された「主観性」の問題を巡る第5章以降の議論は、私たちの心の見取り図を描く上で、色のような鮮明なクオリアとともに、抽象的な視覚情報の表現としての「ポインタ」を考えなければならないことを示した。例えば、「カニッツァの三角形」における錯視図形の輪郭の知覚なども心の中の表象の中に入れるとすれば、そのような表象は、とりあえずクオリアとは別のカテゴリーのものとして把握しておく方が適切だ。なぜならば、カニッツァの三角形を構成する視覚的アウェアネスの中の「黒」や「白」といったクオリアと比較すると、「三角形がそこにある」という感覚は、具体的で鮮明な質感を伴わないからだ。このような抽象的な知覚を指すポインタの概念は、高次視覚野における視覚情報表現の明示的な表現に伴う表象に加えて、両眼視野闘争における「見え」の変化や、運動のコントロールに伴う表象にも適用できる。ポインタは、それが意識の中で把握される限りクオリアとして感じられ、私たちの心の中の表象のある側面を表している。そして、ポインタは、アフォーダンスのような、私たちの心の能動的な働きを説明する概念としても援用することができる。

これまでの議論は、私たちの五感の中でも最も研究が進み、関連する大脳皮質の領野も大きい視覚を中心的なテーマとしてきた。しかし、生々しい鮮明な質感を伴うクオリアと、その上に貼られる「これは○○である」という抽象的なポインタという二つの要素から表象が構成されているという構造は、視覚以外の感覚のモダリティ、すなわち、聴覚、味覚、嗅覚、触覚においても変わりがない。第1章では、コーラと間違えてミルクを飲んでしまった例を取り上げたが、ここで「ミルクの味のクオリア」に対して、「ミルクだという認識」と呼んでいたものが、第5章以降議論してきたポインタに当たる。ポインタは、「ここに○○のクオリアがある」と指定する、私たちの心の働きである。実際にミルクを飲んでいない時にミルクの味を想像する場合には、「ここにミルクのクオリアがある」というポインタのみが存在し、ミルクの味のクオリアが存在しない場合に相当する。

こうして、クオリアと並んで、ポインタが私たちの心の見取り図を描く上で必要不可欠な要素であるという考え方が出てきたのである。特に、感覚だけでなく、運動のような能動的な心の働きも共通の基盤の上で説明する概念として、ポインタは重要であると考えられる。

この章では、今までポインタと呼ばれてきた、鮮明なクオリアにくらべれば抽象的な、しかし「私」の中心により近い心の中の表象の要素について、より包括的な議論をする。実は、ポインタと呼んできたものは、現象学の哲学の伝統の中で、私たちの心という存在のユニークさを特徴づけると考えられてきたある概念に対応するのである。クオリアと並んで、私たちの心の中の表象を特徴づけるポインタについて、より包括的な議論をし、心の科学の将来の研究の方向性を示すことによって、現時点での、「私」の見取り図を完成させよう。

まず、私が今までの議論の中でポインタと言ってきたものが何なのか、「私」の心の中に生まれてくる様々な表象においてそれが果たしている役割を、もう少し突っ込んで議論しておきたい。

私は、第4章で、

「私の心に○○が見える」

という枠組みを、「主観性の構造」と呼んだ。この主観性の構造の○○に該当するのが、「赤のクオリア」、「ヴァイオリンの音のクオリア」、「冷たさのクオリア」、「酸っぱさのクオリア」、「菫の香りのクオリア」などの個々のクオリアであり、

「私が○○に向かう」

というのがポインタであり、クオリアと明示的視覚情報表現の間の関係や、両眼視野闘争を説明するモデルとして浮かびあがってきた構図である。

ポインタは、色や音のクオリアのような、具体的で生々しく、鮮明な個々の質感そのものというよりも、そのような個々の質感に「向かう」心の働きを指す。例えば、視覚

的アウェアネスの中のある特定のクオリアに向かう心の働き、ある特定の行為に向かう心の働き、このような心の働きをポインタと呼んできたわけである。この、「向かう」働きの起点になっているのが、「私」である。「私」という存在の中核は、クオリアの集合の中にあるというよりは、むしろ、「私」の心の中に現れる様々なクオリアや、行為へ「向かう」心の働きの中にある。

哲学者は、このような、「〇〇へ向かう」という心の働きを、「志向性」*と呼んできた。もともと、志向性は、中世のスコラ哲学の伝統の中で生まれてきた概念だったが、十九世紀にブレンターノが本格的に復活させた。ブレンターノの哲学は、二十世紀の二人のドイツ哲学者フッサール、ハイデッガーなどの現象学の哲学の先駆けである。ブレンターノは、志向性は、心に特有の属性であり、どのような物質系も志向性を持つことはできないと主張した。つまり、志向性を、人間の心を特徴づけるユニークな性質として位置付けたわけである。現在、脳科学に関連して心の問題を考えている多くの人が、心に特有の典型的な属性は、クオリアであると考えており、志向性に言及する人は少ない。一方、ブレンターノの体系の中では、志向性はクオリアと同じくらいの重みを持つ、心脳問題のハード・プロブレムの中核にある概念として位置付けられていたのである。

ブレンターノが生きていた時代には、当然のことながら大脳皮質の視覚系のシステムについて、現在私たちが持っているような知見は知られていなかった。また、アフォーダンスの脳内表現のような概念もなかった。ブレンターノは、哲学者であるとともに心理学者でもあったから、おそらく心理学者としての内観的な直観から、私たちの心の働きを記述する際に欠かせない概念として、志向性に到達したのだろう。

私は、「両眼視野闘争」という現象の重大さに気がつくまで、私の心の中の表象の性質の全ては、クオリアで説明できると考えていた。「私」という心的現象は、クオリアの集合として表現できると考えていた。いわば、「クオリア一元論」とでも言うべき立場に立っていて、このような立場から書いたのが『脳とクオリア』（日経サイエンス社、一九九七年）である。

ところが、両眼視野闘争という現象の意味に気が付いたことで、私は、クオリア一元論に立つ私のモデルが維持できないことを悟った。

両眼視野闘争では、左目と右目からの入力のうち、片方の入力だけが視覚的アウェアネスに上り、しかもそれがニューロンのクラスターとしてのクオリアを作り直す暇がないほど急速に変化する。このことは、たとえ、脳の中にニューロンのクラスターとしてクオリアが成立しても、それが「私」に見えるか見えないかということとは別の問題であると考えなければ説明できない。つまり、これは「主観性」の問題であった。それから随分いろいろと主観性の問題について考えてきたが、その結果、結局、クオリアとは別の基本的概念として、ポインタというものを考えなければならないということに思い至ったのである。

さらに、「アフォーダンス」の脳内表現や、行為のコントロールに伴う心の中の表象も、生々しい鮮明な質感を伴うクオリアというよりは、抽象的な「向かい合う」感じを伴うポインタとしてとらえた方が適切であることに気が付いた。今では、私は以上の議論の中で考察してきた意味でのポインタは、色や音などの典型的なクオリアと並んで私たちの心の中の表象を記述する際に欠かせない概念であると考えている。

ポインタという概念に到達してから、実はそれがブレンターノが言っていた「志向性」のことであると気が付くまで、またしばらく時間を要した。

哲学者が志向性という言葉を使っているのを読んだり聞いたりしたことはしばしばあったが、今一つ訴求力のない言葉だと思って、あまり気にとめていなかったのである。自分が懸命に追究していた両眼視野闘争などにおける「主観性」の問題を解く上で鍵となる概念として思い付いた「ポインタ」が、実はこの「志向性」だったというのは、意外であるとともに新鮮な驚きのある経験だった。やはり、哲学者が積み上げてきた思考のテクノロジーの力は侮れないものだと認めざるを得なかった。

現代的な哲学の文脈では、志向性は例えば言語の間の指示・被指示の関係を議論するような場面で用いられていることも多いようである。これは心脳問題の核心とはあまり関係のない問題だ。また、ブレンターノにしろ、他の現象学者にしろ、志向性という概念を、視覚情報の明示的な表現とか、両眼視野闘争とか、視覚的アウェアネスについての具体的な議論の場において用いていたわけではない。だから、私が、視覚的アウェアネスについて考える中で到達したポインタという概念をすぐに志向性という現象学の中核概念と結び付けられなかったとしても、仕方がないのかもしれない。

いずれにせよ、私が今までの議論の中で「ポインタ」と呼んでいたものは、哲学者が「志向性」と呼んできた概念にきわめて近いと言える。また、志向性と言い換えることで、議論できる問題の範囲が広がることも確かである。志向性も、それが意識の中で把握される限り、クオリアとして感じられる。そこで、今後の議論では、「ポインタ」を「志向性」と言い換えた上で、この概念が「私」という心的現象を解明する上でどれくらい有効か、現代脳科学の立場から論じてみたい。

## 「私」という特異点

まず検討しなければならないことは、クオリアと並ぶ心の中の表象の重要な要素として志向性を立てることが、脳のどこかの領域に「私」の中枢、主観性の核があるという「ホムンクルス」*のモデルを超えたことになるのかということである。

結論から言えば、まだ完全な形では超えることには成功していないと言わざるを得ない。しかし、私たちの主観性を単純に脳の中のどこかの部位にいる「小人」の主観性というブラック・ボックスで置き換えるよりは、ポインタ＝志向性に基づく主観性のモデルの方が、「私が世界を見ている」という主観性の構造の見取り図を説明することに成功していると言えるだろう。

単純なブラック・ボックスとして主観性の核を措定するモデルに比べて、志向性に基づく主観性のモデルは、以下の点で前進していると言える。

まず、以上で論じてきた意味での志向性は、脳の様々な領域で分散して表現されている。この点に、脳の中の局所的な領域にホムンクルスを置くモデルとの差がある。志向性という概念でラベルされている私たちの心の中の表象の範囲は広い。例えば、運動錯視において、視覚的アウェアネスの中のクオリアの動きがないのに、「何かが動いている」といった抽象的な感じがする場合、この抽象的な動きの感覚も志向性の一種である。神経生理学のデータから、この志向性を支えているニューロンの活動は、MT野と呼ばれる大脳皮質の領野であると推定される。運動のコントロールに伴う抽象的な感覚という志向性を支えているニューロンの活動は、補足運動野や、運動前野にあると考えられる。猿の顔を構成するクオリアの上に貼り付けられる「これは猿の顔である」という、抽象的な感覚としての志向性は、下側頭野のニューロンの活動によって支えられていると考えられる。このように、「私が〇〇へ向かう」という志向性は、脳の空間的に広がった領域で分散して表現されている。

両眼視野闘争の場合の「見え」の変化については、「ここにクオリアがある」という志向性は、前頭前野や頭頂野において表現されていると考えられる。「ここにクオリアがある」という志向性は、両眼視野闘争の場合だけでなく、一般に私たちの心の中の視覚的アウェアネスを支える重要な要素であると考えられる。この場合、「ここにクオリアがある」という志向性によって指し示される対象になるクオリア自体は、視覚で言えば第一次視覚野からはじまるニューロンの発火のクラスターによって空間的に広がった形で表現されている。

クオリアが末端の感覚器からの入力にはじまり、高次感覚野へ向かうニューロンの発火のクラスターとして成立するのに対して、「〇〇へ向かう」という志向性は、前頭前野、高次視覚野から逆に低次視覚野に向かうニューロンのシナプス投射によって成立していると考えられる。従って、視覚的アウェアネスを支えている志向性も、前頭前野から低次視覚野に至る、広い領域で分散して表現されているはずだ。

そして、「ここにクオリアがある」という志向性と、クオリアが結び付いた時に、はじめて「私」がそのクオリアを感じることができるのである。

このように、「志向性」に基づく主観性のモデルは、脳のどこかの領域に「私」の中枢、主観性の核があるという「ホムンクルス」のモデルにくらべると、主観性の本質的要素としての志向性が、脳のどこかの領域に局在して存在するのではなく、脳全体のシステム的な性質から「立ち上がってくる」という特徴がある。これは、一歩前進と言えるだろう。

志向性に基づく主観性のモデルの次に重要な特徴は、「志向性」自体に豊かな内部構造がある、ということである。

例えば、下側頭野において、薔薇を構成するクオリアが視覚的アウェアネスの中に分布していて、その上に「これは薔薇である」という明示的視覚情報表現が貼り付けられる場合を考えてみよう。この場合、「これは薔薇である」という明示的視覚情報表現の志向性は、すでに、その中に、きわめて複雑で豊かな意味、文脈を内包している。視覚的アウェアネスの中の薔薇を構成するクオリアの分布に対して、「これは薔薇である」という構造、意味を持った志向性が重なり合うことで、新たな意味を付加しているわけである。

脳の中にホムンクルスがいて、それが視覚的アウェアネスの中のクオリアに視線を向けるというモデルでは、薔薇を構成するクオリアに対しても、百合を構成するクオリアに対しても、向けられる視線の質は同じである。それに対して、志向性に基づく視覚のモデルは、「視線」自体に、それが向けられるクオリアの集合の性格に応じて「特別に作られている」というイメージになる。向けられる志向性自体が、「これは薔薇である」というような、自立した意味、構造を持っているのである。だからこそ、外界からの入力がなく、視覚的アウェアネスの中に薔薇を構成するクオリアがない場合でも、「これは薔薇である」という明示的視覚情報表現の志向性だけが成立することにより、ある程度薔薇をイメージすることが可能になるわけである。

もちろん、志向性に基づく主観性のモデルも完全ではない。現時点では、やはり、いくつかの問題点がある。例えば、「志向性」が出発する起点として、「私」という特異点を仮定せざるを得ないことは、いつかは解決されなければならない問題点であろう。この問題は、結局、「私が私であること」、「私という視点」の特別な地位の性質、その起源は何かという自意識を巡る難問と関係している。また、志向性がある程度自立した構造、意味を持っているとすると、これらの構造、意味がそれを支えるニューロンの発火の間の相互関係から、マッハの原理を通してどのように生まれてくるかを記述する必要がある。

これらの問いに対する答えを探究する上でも、クオリアや志向性といった概念を用いて、「主観性」の構造を解剖し、「私」の見取り図をより細かく完全なものにしていく作業をつみ重ねていくことは有効であると言えるだろう。

## 志向性と言語

志向性は、右に見たように、豊かで複雑な構造を持っている。そして、このような構造は、私たちの言語と深く結び付いている。

例えば、私たちが語られた言語や書かれた言語を理解するということは、音声のクオリアや、視覚のクオリアに、「これは○○という言葉だ」という抽象的な知覚＝志向性が貼り付けられるプロセスであると考えることができる。このようなクオリアと志向性の間の関係は、例えば、視覚的アウェアネスの中で、薔薇を構成するクオリアに対して「これは薔薇である」という明示的な視覚情報表現の志向性が貼り付けられるプロセスと同じ構造をしている。実際、下側頭野で明示的な視覚情報表現の志向性が成立する時、そこではすでに言語的プロセスがはじまっていることは、アルファベットやかな、漢字の形態認識が視覚的言語のプロセスのはじまりであることを考えれば分かりやすいだろう。

あるクオリアに対して私たちが付加する言語のラベルは、そのクオリアに対して貼り付けられる志向性として成立している。私たちの心の中に感じられるクオリアの中には、いまだ、言葉のラベルが付けられていないものも多い。そのようなクオリアに対しては、志向性のダイナミックス、文脈の中で、そのクオリアに対して特別に用意された志向性のラベルが存在しないのだと考えられる。クオリアと言葉のラベルの間の関係はそもそも一対一ではなく、クオリアの世界、言葉の世界がそれぞれある程度自立的に存在していて、その間に、志向性の「○○へ向かう」という性質を通して関係性が成立するのである。

第1章で、北極圏に住むイヌイットが微妙に異なる白の色に対する多くの言葉を持っていることは、必ずしも彼らの感じている白のクオリアが多様であることを意味しないと述べた。このことは、様々な白の質感が存在しているクオリアの世界と、言葉の依拠する志向性の世界が独立して存在し、クオリアに対する言葉のラベルは、志向性の世界からクオリアの世界へ志向性が貼られることに対応するという右のモデルに基づいて考えれば、より明確に理解することができるだろう。すなわち、私たち日本人とイヌイットたちの白のクオリア自体のレパートリーは基本的に同じであり、それらのクオリアに向かって貼られる特別に用意された言葉のラベルという志向性の細かさがちがうのだと考えることができるのである。

志向性と言葉の関係を考える時にもう一つ重要なことがある。それは、言葉の発話は、無意識のプロセスとして起こるということである。

時間的な余裕があり、あらかじめ言葉を細部にわたるまで練り上げることができ、書き下ろした原稿や記憶した文章に基づいて話す場合は別として、リアル・タイムで話をしている時には、私たちはあらかじめ自分が何を話すのかを具体的に意識しているわけではない。もちろん、おおよそこのようなことを話そう、あるいは、このようなことは話すまいという程度のことは意識している。しかし、具体的に、どのような言葉が発せられてくるかは、自分自身にも分からない。発話してみてはじめて、自分の発した言葉を具体的に意識することができるのである。時には、自分の発した言葉の意外性に驚くこともある。

言葉を発話する時、私たちが意識的にできることは、具体的な発話の内容を詳細にコントロールすることではなく、「おおよそこのようなことを話そう」という、より抽象的なレベルでのコントロールなのである。このような心の働きは、第7章で論じた、運動のコントロールに伴う心の働きときわめて良く似ている。このことは、言葉の発話が、運動の一種に他ならないことを考えれば、むしろ当然であると言えるだろう。私たちの心の中で、言葉のコントロールは、無意識の中に起こる言葉の発話のプロセスに向けられた志向性として成立するのである。

このような言葉の発話のプロセスと、発話の現場における志向性の働き方を見ると、私たちの心の中の志向性の特性として、非常に重要な要素が浮かび上がってくる。すなわち、志向性は、クオリアに向かうだけでなく、無意識のプロセスに向かうこともあるということである。このことは、私たちが、無意識のものを（言葉の定義からして当然だが）心の中に表象できないにもかかわらず、ある程度「メタ」なレベルで扱う能力を持っているということと関連している。

このような、志向性の言葉との結び付き、また、運動をはじめとする無意識のプロセスとの関わり、さらには、従来哲学で議論されてきたような「主体性」との関係を考えると、志向性は、第5章、第6章で視覚的アウェアネスを議論する際に導入された「ポインタ」をさらに発展させた、より包括的で高次の概念であると考える方が適切かもしれない。その場合、視覚的アウェアネスに関連して議論したようなポインタの概念は、志向性の一つの例であるということになるだろう。

以上のように、言葉と志向性の間には、密接な関係がある。言葉が私たちの心の中の表象としてどのように現れるかということを考えた時、心脳問題、とりわけ、クオリアというハード・プロブレムの性質について、新たな洞察が生まれてくる。

それは、心と脳の関係を問題にする時、私たちは実は自然法則を記述する際に用いる自然言語、数学的言語が依拠している心の中の表象としての志向性と、それとはある程度独立した、自立した存在として表象されるクオリアとの間の関係を問題にしているのではないかという視点である。

心脳問題は、通常は、物質である脳の中の物質的過程、すなわちニューロンの発火に、なぜ、どのようにして心が宿るのか、宿り得るのかという形で問題にされる。とりわけ、表象の要素としてのクオリアの「赤」や「青」、「ヴァイオリンの音」といった鮮明で生々しい質感が、質量や電荷といった属性しか持たない粒子からなる物質のシステムである脳から一体どのようにして生まれるのかが問題になる。

私たちの周りに、私たちが物質と呼ぶものから構成される広大な客観的世界があることは疑いない。宇宙は、一五〇億光年の巨大な広がりを持ち、その中に、様々な物質が様々な形態で存在している。その中で、私たちが確実に心が宿ることを知っているのは、私たちの頭蓋骨の中の脳だけである。なぜ、脳に、しかも覚醒時の脳だけに心が宿るのか、そして、その心の中に非常に鮮明な質感、クオリアが生じるのか、これが依然として心脳問題最大のハード・プロブレムであることは疑いない。

しかし、ここで少し見方を変えてみよう。私たちが自然法則を記述する上で用いるのは、自然言語や数学的言語である。これらの言語体系は、私たちの心の中の志向性の生み出す豊かなコンテキストの世界から生まれる。私たちの周りに広大な客観的世界が広がっていることは事実であるが、それは、私たちの心の中に表象として意識されてはじめて私たちが摑めるものになる。このような視点から見れば、私たちの周囲の客観的世界とは、あるいは、その客観的世界の中の物質の振る舞いを支配している自然法則とは、その記述に私たちが用いている自然言語を支える心の中の志向性の世界そのもの、あるいは、このような志向性の集合が指し示しているものであると言い換えても良い。すなわち、客観的物質世界、その部分集合としての脳と心の関係性を付けるということ、とりわけ、心脳問題のハード・プロブレムとされるクオリアとの関係性を付けるということは、志向性の世界とクオリアの世界の間の関係性を付けることに他ならないと言うこともできるのである。

このように考えると、心脳問題の解決とは、私たちの心の中の表象の二大要素である、クオリアと志向性の間の関係性を明らかにすることであると言い換えられる。このような心脳問題の言い換えは、私たちにとってアクセス可能な全世界は、結局は心の中に生じる表象の世界、意識にのぼるものたちの世界であることを考えれば、ある意味では自然な発想と言える。

もちろん、志向性も、それが意識の中で感じられる時には（抽象的な）クオリアとなる以上、両者は無関係というわけではない。その一方で、志向性は無意識のうちに立ち上がることもある。クオリアと志向性の間の関係が明らかになった時、私たちはある意味では心脳問題を解いたと言えるのかもしれないのである。

## 主観性は志向性に依存する

クオリアと志向性の関係を考えるということはどういうことか？

たとえば、あるクオリアの質感自体が、それを感じる「私」の主観性を支える志向性に依存するのかどうかという問題がある。

クオリア自体は、低次視覚野から高次視覚野へ向かうニューロンのクラスターの中の相互関係から生まれる。例えば、赤のクオリアは、第一次視覚野から色覚の中枢であるV4野に向かうニューロンの発火のクラスターの内部相互関係から生まれてくると考えられる（95ページ図3・1）。このようにして生まれたクオリアを「私」が心の中で感じるためには、前頭前野や高次視覚野から低次視覚野へ向かうニューロンの発火のクラスターが生み出す志向性が、「赤のクオリア」を「私」の心に感じられるように「拾って」こなければならない。

ここで浮かび上がってくるのが、「赤のクオリア」の質感自体、つまり、赤の色の、あの言葉では表し切れない質感は、クオリアを生み出している低次視覚野から高次視覚野へのニューロンの発火のクラスターの中の相互関係のみによって自立的に決まっているのか、それとも、「赤のクオリア」を生み出しているニューロンのクラスターに向かう志向性の形式に依存するのかという問題である。単純に考えれば、「赤い色の質感」は、赤のクオリアが重生起するニューロンの発火のクラスターのパターンだけで決まるということになろう。この場合、志向性は、「私」の心の中にその赤のクオリアが感じられるかどうかを支配するだけである。

一方で、志向性が赤のクオリアを生み出すニューロンの発火のクラスターに対してどのような形式で向かっているかが、「赤い色の質感」自体を変化させる可能性もある。この場合、志向性はすでに存在する赤の質感を拾ってくるというよりは、むしろ赤の質感自体を能動的に作っているということになる。どちらが正しいのかは、まだ誰も知らない。どちらの可能性が正しいにしろ、ニューロンの発火の関係性が私たちの心の中の表象の属性を決定するという「マッハの原理」は依然として維持されることに注意しよう。たとえ志向性の向かい方が「赤い色の質感」自体を変化させるとしても、マッハの原理の適用対象をクオリアを生み出している低次視覚野から高次視覚野へのニューロンの発火のクラスター内部の関係性から、志向性を生み出している前頭前野や高次視覚野から低次視覚野へ向かうニューロンの発火のクラスターを含む脳全体のニューロンの発火の間の関係性へと拡大すれば良いだけの話だからである。

クオリアと志向性の関係に関連して浮かび上がってくるもう一つの興味深い考え方は、今まで私たちの心を特徴づけるユニークな属性であると考えられてきたクオリアが、実は世界の中に溢れているものなのではないかということである。もともと、クオリアがニューロンの発火の間の相互関係からのみ生じなくてはならないということを第一原理から示すことは現時点ではできない。もし、ニューロンの発火という物質的過程自体には何の特別な性質もなく、重要なのはその相互関係だけだとすると、世界の中のニューロンの発火以外の物質的過程における相互作用の関係からも、クオリアが（とりわけその素材である「前クオリア」が）重生起してきてもよさそうである。このようなモデルからは、私たちの心のユニークな属性は、クオリアではなく、むしろそれを「拾って」私の心に感じられるようにする志向性及びそれに支えられた「私が私であること」という主観性の構造であるという見方が生まれてくるのである。

ここには、ひょっとすると心脳問題のハード・プロブレムの重心を、クオリアから志向性へと移しかねない問題が含まれている。すでに、私は、第7章で、感覚を遮断した実験条件の下では、クオリアが一切存在しない、ポインタ＝志向性のみの「私」の心の状態も考えられることを指摘した。私たちの脳の中の真にユニークなプロセスは、クオリアを重生起させるプロセスではなく、志向性を重生起させるプロセスかもしれないのである。

もちろん、このような議論は現時点では憶測の域をでない。少なくとも、今後の心脳問題の探究の方向性を見極める上では、クオリアと志向性の関係という論点はぜひとも押さえておかなければならないポイントである。現時点で確実に言えることは、志向性とクオリアが、私たちの心に浮かぶ表象の重要な構成要素であること、そして、脳の中のニューロンの発火から、これらの表象の要素がどのように立ち上がってくるかは、依然として深い謎であるということなのである。

## 志向性は、クオリアに向かう

最後に、この本で行われてきた今までの議論をまとめて、現時点での、私たちの「心の見取り図」を描いてみよう。

以下では、視覚を例にとるが、同じ構図が他の感覚のモダリティにも基本的にあてはまる。

まず、「私」と外界とのインターフェイスには、様々な鮮明な質感、クオリアがある。クオリアは、第一次視覚野から高次視覚野へ向かうニューロンの発火のクラスターから生じる。クオリアを生じさせる上で重要なのは、ニューロンの発火がお互いにどのような関係性を持つかであって、外界の事物とどのような対応関係を持つかではない。これが、「マッハの原理」である。

私の心の中で個々のクオリアが感じられるためには、「志向性」が、クオリアに向かっていなければならない。両眼視野闘争における「見え」の変化は、ニューロンの発火のクラスターとして成立しているクオリアに向かう志向性のダイナミックな変化に対応すると考えられる。高次視覚野における明示的な視覚情報表現も、志向性の一種である。志向性は、前頭前野や高次視覚野から低次視覚野へ向かう逆方向のシナプス投射で実現されている。志向性は、色や音のクオリアのような生々しく鮮明な質感を伴わない、抽象的な感覚として知覚される。

志向性は、感覚と運動が融合して処理されるような脳の情報処理の領域において中心的な役割を果たす。例えば、運動のコントロールは、抽象的な志向性として心の中に表象される。注意の遷移に伴って明示的な視覚情報表現が能動的に形成される点に注目すれば、志向性に基づいてクオリアの上に貼り付けられる能動的な認識は、一種の行為であるということもできる。脳内のアフォーダンス表現においては、感覚と運動が融合して共通の情報フォーマットで表現され、私たちの心の中で一種の志向性として表象されている。

志向性は、私たちの言語と深く関わっている。言語と志向性の関係においては、志向性がクオリアに加えて発話のプロセスのような無意識のプロセスに向かうことが重要な役割を担っている。クオリアと志向性の間の関係を考察すると、心脳問題のハード・プロブレムの重心が、クオリアから志向性に移ってくる可能性がある。

以上が、この本においてなされてきた議論に基づく、私たちの「心の見取り図」である。

右の見取り図は、おそらく、心脳問題の解決というターゲットに向かって歩む旅人が見た風景の描写に過ぎない。まだ、最終ゴールは見えていない。果たして最終ゴールに到達できるのかどうかもわからない。

私たちが、まだまだ長い旅を続けなければならないことは確かなのである。

# エピローグ

それまでの世界観を変えてしまうような重大な考えの枠組みの変化は、しばしば、コペルニクス的転換と呼ばれる。それまでの、地球を中心に天体が動いているという天動説から、むしろ太陽を中心に地球をはじめとする惑星が動いているという地動説への転換は、確かに、私たちが「世界」、あるいは「宇宙」と呼ぶもののイメージを根本から変えてしまった。

天動説から地動説への転換は、それまでの地球中心の世界観から、地球が太陽のまわりを回る惑星の一つに過ぎないという、新しい世界観への転換であった。そして、このような世界観が、さらに、太陽のような恒星がたくさんある宇宙、そのような恒星が集まった銀河がたくさんある宇宙のイメージへと発展していくことは自然な流れだった。ビッグバン以来一〇〇億年の歴史を明らかにしつつある現代の宇宙論は、コペルニクスによる転換の自然な延長線上にある。ニュートン以来の現代物理学も、コペルニクスによる視点の転換なしには、その発展は考えられなかったろう。

今日、多くの人々が、心と脳の関係を突き詰めていくことは、コペルニクスによる天動説から地動説への転換と同じくらいの、根本的な世界観の転換をもたらすだろうと予感している。私たちの「心」を世界の中にうまく位置付けるためには、現在私たちが持っている世界観を、根本的に転換する必要があるのである。

私たちが、心を持つということは、ごく当たり前の、ありふれた事実である。だが、ニュートン以来の、物理学を規範とする自然科学が依拠してきた、

宇宙とは自然法則に従って時間発展する物質からなるシステムであり、私たち人間の脳を含む身体も、そのような宇宙の一部である。

という世界観には、そのどこにも心の存在を受け入れる余地がない。ニュートン的な世界観は、本質的に心という存在を予定していないのだ。ニュートン的な世界観から見れば、脳は、確かに複雑であるが、心などというよけいなものが宿る必要のない、単なる分子機械に過ぎないのである。本書で議論してきたようなクオリアや志向性といった

表象が、複雑とはいえ自然法則に従って発展する物質に過ぎない脳に宿る理由は全くないのだ。

このような事情は、相対性理論や、量子力学が出現した後も変わっていない。何人かの人々が、量子力学が、意識の問題、心の問題を解く鍵ではないかと考えている。だが、たとえそうだとしても、「量子力学」の意味が、現在私たちが考えているものと全く異なるものにならなければ、心の問題を解く方法論は生まれてこないだろう。要素が複雑なシステムを作った時に、「創発的」に個々の要素が持っていない新しい性質が生まれてくるのであり、それが意識であり、心であるという考え方もある。しかし、まだ誰も「創発的」ということが本質的に何を意味するのか示した人はいない。

現代は、自然科学がかつてないほど発展している時代である。分子生物学の進歩は、その全体像をつかむことが現場の研究者でも不可能なほど急速である。脳科学も、急速に巨大サイエンスになっている。一方で、「科学の終焉」というような、一種の閉塞感も生まれている。現代見られる進歩は、すでにできあがったパラダイムの上での技術的な細部の発展に過ぎないという見方もある。

科学の現状をどのように見るかは、立場によって異なるだろう。ただ、一つだけ確実に言えるのは、脳科学が、重大な転換期を迎えているということである。すなわち、私たちの心の中のクオリアや志向性といった表象と、脳の中のニューロンの活動がどのような関係にあるのか、いよいよ具体的に考えるべき時期を迎えているのである。

コペルニクスは、宇宙というマクロコスモスの現象について考えることによって、天動説から地動説への転換をもたらした。今度は、心というミクロコスモスの中の表象を考えることを通して、次なる「コペルニクス的転換」が行われなければならないようなのである。

確かに、ニュートン的世界観の中には、心の存在を受容することができない。それは、事実だ。だから、心を、ニュートン以来発達してきた自然科学の対象にすることはできないという考え方がある。このような立場には、もっともなところもある。

だが、否定されるべきなのはニュートン的世界観の方であって、心の存在の方ではないのである。ニュートン以来の世界観は、私たちの心の表象を自然な形で含むように、変更されなければならないのである。私たちの心の存在を自然に受容できるような世界観が獲得された時、私たちは自分自身のこと、宇宙のことを、もっと良く理解できるようになるだろう。心と脳の関係を考えることは、広大な宇宙というマクロコスモスと、私たちの心というミクロコスモスの間の関係を考えることでもあるのである。ニュートンその人が現代に生きていたら、そのような変化に人生を賭けたことだろう。

本書の内容には、伊藤正男、塩谷賢、竹内薫、谷純、田森佳秀、田谷文彦、土井利忠、所真理雄、松元健二、村田勉、養老孟司、Horace Barlow, David Chalmers, Roger Penrose, Francisco Varela の各氏をはじめとする多くの方々との議論を通して得た示唆が反映されています。もちろん、内容についての最終的な責任が、私にあることは言うまでもありません。

特に、田森、田谷両氏については共同研究者としての密度の濃い議論を通して、多くの示唆を得ました。村田氏には両眼視野闘争についていろいろ教えていただきました。また、講談社の小沢久氏には、本書が漠然とした構想から明確な形をとるに至る過程で、様々な助言、励ましをいただきました。

以上の方々に、この場を借りて感謝の意を表させていただきます。

# 文庫版へのあとがき

一九九九年に講談社から出版された『心が脳を感じるとき』は、私にとって大変思い出深い本である。この本の原稿を書くことが、私が心と脳の関係を考える思索の道筋において、とても大切なある概念と出会い、新たな思考の方向性を見出すきっかけとなった。今回、『クオリア入門　心が脳を感じるとき』というタイトルで文庫化されるにあたりもう一度読み返したが、自分自身でも刺激されるところが多かった。脳と心の関係を考える上で、現在でも意義深い論考となっていると自負する。

『心が脳を感じるとき』に至る道筋は、一九九七年にさかのぼる。この年の四月、私は実質上の処女作『脳とクオリア』（日経サイエンス社）を世に問うた。当時、脳科学の発展にともなって、意識の問題も次第に議論されるようになってはいた。しかし、その際に取り上げられるテーマは注意や記憶など、いわゆる「やさしい問題」ばかりで、意識中で感じられる様々なクオリア（質感）を巡る「難しい問題」はほとんど顧みられることがなかった。

一体、数値でも言葉でも記号でも表すことができない「クオリア」をどうやって従来の世界観に接続することができるのか？　このかけ値なしの難問に、当時の脳科学は、まだ正面から向き合っていなかったのである。

そろそろ、世界の脳科学の関心も、クオリアをはじめとする意識の難しい問題に向かおうとはしていた。一九九六年、デイヴィッド・チャーマーズによる『意識する心』が出版され、クオリアの問題が意識の最も本質的な問題として強調された。右で用いた「やさしい問題」、「むずかしい問題」という表現はチャーマーズによるものである。また、DNAの二重らせん構造の発見によってノーベル生理学・医学賞を受けたフランシス・クリックも、カリフォルニア工科大学のクリストフ・コッホとともに、意識の謎を解くことこそが科学に残された最重要のテーマであると主張する論文を、「ネイチャー」のような主要な科学雑誌に発表し始めていた。意識を科学的探究の対象とすることが、次第にタブーではなくなってきていたのである。

一方で、一体どのような道筋に沿って考えれば意識の問題を解くことができるのか、そのような原理的な思考はまだあまりなかった。チャーマーズの本は意識の問題の難しさを強調するのが主なテーマで、どうやったら解決するかという方向には議論が向かっていなかった。また、クリックとコッホの論文は、意識の問題が重要であるというレビューのようなもので、新しいアイデアを提示するものでは必ずしもなかった。

そのような状況の中で、『脳とクオリア』は、従来の脳科学のやり方では心の本質が扱えないということを正面から主張した、当時としてはかなり思い切った、そして個人的にはそれなりの勇気を要した本だった。清水の舞台から、底がどこにあるのかわからない真っ暗闇の中に飛び降りる、そんな気持ちだったのである。

勇気を要したのは、無名の若者の大胆な主張の本を出版した側も同じことだったろう。「うるさくて生意気な若者が大好き」と公言していた日経サイエンス編集部（当時）の松尾義之さん（現白日社編集長）が「面白い！」と意気に感じてくれなければ、私のある意味では無謀な試みが、世に出ることはなかったと思う。

もちろん、大胆とは言っても、『脳とクオリア』で展開された論理の筋は通っているつもりだった。当時の脳科学で、ニューロンの活動を解析する上で中心的な概念だった「反応選択性」が、意識の本質を解明するためには役に立たないということを主張したり、ニューロンからニューロンへと情報が伝達される際には、心の中の時間は経過しないという仮説（「相互作用同時性の原理」）を提出したりと、その内容を見れば、とてもとんがった、大胆なことを書いているようにも読める。しかし、私としては、物質である脳の活動からいかにクオリアに満ちた心が生まれるのか、その第一原理を究明するには、そのような思い切った思考実験が必要であると確信していたのである。『脳とクオリア』が出版された当時、私は英国のケンブリッジ大学に留学していた。四月に刊行された時は、「黙殺されたらどうしよう」と思っていたが、幸いにして様々な反響を得ることができた。とりわけ、養老孟司さんが新聞の書評で『脳とクオリア』を取り上げてくださったことは、「クオリア」という概念が受容される上で一つの大きなきっかけになったと思う。養老さんとは、現在でも親しくお付き合いさせていただいている。

その年の十二月に帰国した。それからしばらくして、当時講談社学芸部に在籍されていた小沢久さんが「本を書きませんか」と研究室を訪ねていらした。やわらかい物腰の中に硬い芯をもった小沢さんとすっかり意気投合した私は、「書きます！」と喜んで応じた。

さて、それからが大変だった。今よりは大分暇だったとは言え、編集者と二人三脚で本格的な原稿を書くという体験は、私にとっては初めてだった。『脳とクオリア』は、一念発起して遠い英国の地で書き綴り、当時やっと本格的に普及し始めていた電子メールで送り、それに松尾さんがさまざまな手を加えて世に出た本だった。一方、『心が脳を感じるとき』を書く過程では、最初から小沢さんが「こうしてください」「ああしてください」と様々なアイデアを出したり、コメントをくださったりした。時には、ダメ出しもされた。それまでにない経験だったのである。

今でも小沢さんと「黄金期」と呼び習わしているある時期には、ほとんど毎週のように会って議論をし、その後午前二時とか三時まで飲んだ。お付き合いくださった小沢さんも大変だったと思うが、私も翌日眠くて仕方がなかった。それでも、また性懲りもなく会って夢中になって議論する。それくらい、小沢さんとの議論は面白かったのである。

小沢さんとの「深夜の編集会議」の甲斐もあって、『心が脳を感じるとき』は、『脳とクオリア』の議論を受けて、それをさらに精緻化して展開すると同時に、全く新しい問題意識と出会った、私にとって一つのマイルストーンとなる本になったのである。

『心が脳を感じるとき』で私が遭遇した新しいテーマとは、主観性（「私」が「私」であること）の問題であった。『脳とクオリア』では、さまざまなクオリアが集まって「多様体」のようなものになったのが意識であるというイメージだったが、それでは扱えない問題があることに、「両眼視野闘争」という現象に出会うことで気がついた。脳の中であるクオリアが生み出されるプロセスのみならず、それが「私」によって感じられる主観性のプロセスを明らかにしなければ、意識の本質は解けないということに気づいたのである。
その延長線上に、「志向性」の概念があった。一九世紀から二〇世紀初頭にかけてウィーンで活躍した心理学者、フランツ・ブレンターノによって、物質と比較した場合の心のユニークな属性であるとされた「志向性」の概念はもちろん以前から知っていたが、その本質がどこにあるかが、今一つつかめていなかったのだ。その重要な概念の核心が、『心が脳を感じるとき』を書く中で、自分の中で明確にわかったのである。

本を書き始める時点と、書き終わった時点では、意識に関する見方が全く変わっていた。この本を書くことで、私は変容し、意識に関する論考を画期的に深めることができた。結果として、『心が脳を感じるとき』は、意識の問題における「主観性」や「志向性」の問題の重要性に気づいた、転換期の本となったのである。

意識の問題というのは大変面白く、単に論理的な思考を積み重ねるだけではなかなか発展がない。自分自身の心の状態をあたかも「外」に立っているかのように眺める、「メタ認知」のプロセスが必要なのである。メタ認知を通して自分の心の中にクオリアがあふれ、志向性が根付いていることに気づかなければ、そもそも問題が立てられない。論理と並んで、「気づき」こそが、意識の問題を探究する上で大切な方法論となるのである。本書を書く過程で、私には多くの「気づき」があった。そのダイナミックなプロセスに読者の方もお付き合いいただくことで、心と脳の不思議な関係について考えることの醍醐味を味わっていただけたら、と願っている。

『心が脳を感じるとき』は私にとって大切な本で、また読者にとっても意識の問題を考える上で本質的なヒントを与える論考と自負していたが、しばらく入手が難しい状態が続いていた。今回、ちくま学芸文庫から『クオリア入門　心が脳を感じるとき』というタイトルで出版され、多くの方々に読んでいただけることになったのは大変嬉しいことである。

文庫化に当たっては、出版から七年が経過していることもあり、その後の脳科学の知見や私自身の考え方の変化を反映して、内容をアップデートした。特に重要なのは、志向性の一部も、意識の中でそれが表象される際には一つのクオリアとして感じられるということを明示した点と、「主観性」のネットワークと結びつく前のクオリアの素材となる神経活動を「前クオリア」として「クオリア」とは区別した点である。

これらの修正点を除けば、『クオリア入門』は基本的に『心が脳を感じるとき』の内容に則っている。脳の中の物理的時間が、意識の中の心理的時間とどのような関係にあるかを詳細に議論した部分など、今読んでも大変面白いと思う。意識の問題の解決へ至る道筋には、まだまだ様々な難所が横たわっているが、その挑戦へのベースキャンプをつくるためのヒントが、この本の中にはあるのではないかと思う。私自身も、過去の自分と向き合うことで、今後さらに精進したいと思っている。

ちくま学芸文庫編集長の大山悦子さんには、文庫化に当たってひとかたならぬお世話になった。大山さんの丹念な読み込みによって、大変読みやすく、筋の通った本になっていると思う。ここに、心からの感謝を捧げたい。

二〇〇六年二月　まだ本格的な寒さの続く　東京にて

茂木健一郎

## 用語解説（カッコ内の数字は各用語に関係したページを表す）

【英字】

**fＭＲＩ（functional Magnetic Resonance Imaging）**

核磁気共鳴法を用いて、脳の血流量の変化をモニターする方法。血液中のヘモグロビンへの酸素の結合状態によって、外部磁場に対する共鳴が異なる点を用いる。（27）

**ＬＧＮ（Lateral Geniculate Nucleus）**

視床の外側膝状体。網膜の神経節細胞で活動膜電位に変換された視覚情報は、ＬＧＮを経由して、第一次視覚野に伝えられる。ＬＧＮは、単なる中継だけでなく、注意においても重要な機能を果たしていることが分かっている。（153）

**ＰＥＴ（Positron Emission Tomography）**

放射性物質で標識した化合物を用い、脳の血流量や、細胞代謝の変化を測定する手法。放射性物質から出る陽電子が電子と対消滅する際に生じる$\gamma$線を検出する。（27、51、244）

【ア行】

**アフォーダンス（affordance）**

環境との相互作用を通して認識が成立するという考え方。とりわけ、「行為の可能性」を重視する。（239）

**アモーダル・コンプリーション（amodal completion）**

カニッツァの三角形における輪郭の知覚のように、クオリアの変化を伴わない、抽象的な錯視図形の知覚を指す。（174）

**因果性（causality）**

自然法則において、あるシステムの時間的変化を記述する際、根本的な前提となる考え方。現在のシステムの状態が、次の瞬間のシステムの状態を決定する上で必要にして十分な情報を含んでいるという仮定。（102、110、121）

**おばあさん細胞（grandmother cell）**

認識のニューロン原理から導かれるモデルの一つ。心の中の一つ一つの表象に対応するニューロンが、脳の中にあるというモデル。例えば、「おばあさん」に対応するニューロンが脳の中にあり、おばあさんを認識できるのは、このニューロンが活動するからという考え方。認識のニューロン原理が、必ずおばあさん細胞説につながるわけではない。（72）

## 【カ行】

**眼優位性（ocular dominance）**

視覚的アウェアネスの中で、視野のある位置に右目と左目のどちらの目から入力した刺激が見えるかを表す。例えば、右目からの入力刺激が視野のある位置で見えている場合は、その位置では右目が優位性を持つという。両眼視野闘争は、視野の中で眼優位性がダイナミックに変化する現象である。（171、218）

**クオリア（qualia）**

「赤い色の質感」、「ヴァイオリンの音の質感」、「薔薇の香りの質感」など、感覚を特徴づける様々なユニークで鮮明な質感を指す。脳の中のニューロンの活動という物質的過程から、どのようにしてこのような質感が生まれてくるかが、心脳問題の本質である。(16)

**クラスター(cluster)**

クラスターは、一般に要素がひと連なりにつながった状態を指す。ニューロンの発火がシナプス相互作用を通してつながった状態をクラスターといい、このようなクラスターが、心の中のクオリアに対応していると考えられる。(94)

**コンピテンス(competence)**

新生児や幼児が発達において示す、環境と有効に相互作用しながら学習していく能力。個々の具体的な能力ではなく、そのような能力を獲得するより抽象的なレベルの能力、可能性を指す。(232)

【サ行】

**視覚運動ニューロン(visuomovement neuron)**

久保田競らの実験によって猿の背側運動前野で見出された、視覚情報及び運動情報の両方に対して反応するニューロン。(245)

**視覚的アウェアネス(visual awareness)**

視野の中に、クオリアを伴った表象が見えている状態。注意に基づいて選択的、逐次的に視覚情報処理をするプロセスの前提として、視野の中に視覚情報が並列的に意識されている状態を指す。(91、150、162)

**志向性(intentionality)**

オーストリアの哲学者ブレンターノが、物質にはない、心に特有な属性とした、「〇〇へ向かう」という心の働き。明示的な視覚情報の表現は、私たちの心の中で、クオリアではなく、志向性として成立してい

ると考えられる。(262)

**自己同一性 (identity)**

あるものが、そのものであること。「赤」や「青」、「冷たさ」のクオリアは、それ自体で独立して、ユニークな存在となっている。つまり、クオリアの持つ独特の質感が、その自己同一性を保証している。一方、コンピュータの中の情報単位(ビット)には、このような自己同一性の保証がない。このような点が、現在のコンピュータと脳の情報処理の原理の違いを表していると考えられる。(44)

**シナプス (synapse)**

ニューロンとニューロンの間にある接続部位。シナプスにおける隙間(シナプス間隙)に、神経伝達物質が放出されることで情報が伝達される。シナプスの「結合強度」の変化が、学習に関係すると言われている。(15、56)

**シャノンの情報理論 (Shannon's Information Theory)**

アメリカの数学者シャノンが、一九四八年に発表した論文によって開かれた、情報を扱う数学の分野。確率論の一部でもある。ノイズのある情報伝達路を通しての情報の伝達や、情報の圧縮、エラーが生じた場合の復元の問題などを扱う。シャノン自身が断っているように、情報の意味は扱わない。(59)

**重生起 (supervenience)**

哲学者デイヴィドソンの提唱した概念。心は、脳の中のニューロンの活動に伴って、それに寄り添うような形で生じてくると考えられるが、このような心の性質をとらえて、心は、ニューロンの活動に重生起すると言う。(100、103)

**主観性 (subjectivity)**

認知的には、「自分が自分であることの認識」を指す。この本では主に、視覚的アウェアネスにおいて、

「私が○○を見ている」という構造を支えるメカニズムを指す。クオリアとともに、心脳問題における「難しい問題」である。(47、126、160)

**随意運動 (voluntary movement)**

手や足を動かすなど、自分の意識によってコントロールすることのできる運動。(248)

**随伴現象 (epiphenomenon)**

全ての心の中の表象は、脳の中のニューロンの活動に随伴して生じる現象であるという考え方。特に、心が脳と独立に存在するという心脳二元論を否定する。また、独立して存在する心が能動的に脳や身体をコントロールするという形の自由意思を否定する。(30)

**相互作用同時性の原理 (principle of interaction simultaneity)**

相互作用が伝播する際には、固有時が経過しないという原理。相対性理論においては、電磁相互作用を媒介する光子が伝播する際、固有時が経過しない。脳の神経ネットワークにおいては、ニューロン間の相互作用の伝播に伴っては、固有時が経過しないと考えられる。このようにしてつくられる固有時が、心理的時間の性質を決めていると考えられる。(107、221)

**属性の結び付け (property binding)**

色、形、動きなどの属性が結びついて、視野の中で秩序だって意識されている状態を指す。視覚的アウェアネスが成立するためには、属性の結び付けが成立しなければならない。例えば、薔薇のイメージが薔薇と認識される前の、様々な赤のクオリアの塊として認識されている状態が、属性の結び付けの成立している状態である。チャーマーズの分類における「難しい問題」である。(201、221)

【タ行】

**直接所与（données immédiates）**
私たちの心に、「直接与えられているもの」。フランスの哲学者、ベルクソンの著作のタイトルにもなっている。一般に、内観的な観察によって明らかにされる、心の中の様々な表象を指す。(38)

**ツイスター（twistor）**
イギリス、オックスフォード大学のペンローズが考案した数学的概念。相対論的な時空の構造と深く関係する。四次元時空内の光の軌跡は、ツイスター空間内では、一つの点に写像される。ツイスターは、物理学における因果性の概念と深く関わっていると考えられる。(223)

**同期発火（synchronous firing）**
空間的に離れた場所にあるニューロンが、時間的に同期して発火する現象。ジンガーらの実験により、部分の結び付けに関与していることが示されつつある。(208、216)

【ナ行】

**ニューロン（neuron）**
脳の構造単位となっている神経細胞。細胞体と、樹状突起（dendrite）、軸索（axon）からなる。興奮は、樹状突起から細胞体を経て、軸索へと伝わる。軸索では、シナプスを通して、次のニューロンに、情報が伝えられる。(15)

**認識におけるマッハの原理（Mach's principle in perception）**
認識において、あるニューロンの活動が持つ意味は、そのニューロンとシナプスを通して結合している他のニューロンの活動との関係によって決まるという考え方。反応選択性が心の表象の属性をきめる基礎で

あるという考え方を否定する。(62)

**認識のニューロン原理(neuron doctrine in perception)**

イギリス、ケンブリッジ大学の神経生理学者、バーローの提唱した、「私たちの認識の要素の全ては、脳の中のニューロンの発火に伴って起きる」という原理。一九七二年、雑誌『パーセプション』に発表された。(30、54)

【ハ行】

**反応選択性(response selectivity)**

あるニューロンの活動、ないしはあるニューロン群の活動パターンが、ある特定の刺激の特徴に対してのみ選択的に生じるという考え方。ヒューベルとウィーゼルが猫の第一次視覚野で、ある特定の方向に傾いたバーに対して選択的に反応するニューロンを発見して以来、神経生理学者は、脳のニューロンの反応選択性の同定に力を注いできた。(66)

**部分の結び付け(part binding)**

属性の結び付けを通して視覚的アウェアネスが成立した後、視野の部分がグループ化されて、一つの物体として認識される状態。例えば、視野の中の赤のクオリアの塊が、「薔薇」という物体として明示的に認識されるためには、部分の結び付けが成立しなければならない。チャーマーズの分類における「やさしい問題」である。(203)

**ブラインドサイト(blindsight)**

第一次視覚野を失った患者は、一切の視覚的アウェアネスを失い、「何も見えない」状態になるが、それにもかかわらず、ある程度の視覚情報の認識ができることがある。この場合、視覚情報は、「なんとなく上に動くものがある」といった抽象的な知覚として成立している。このような、「何も見えない」状態で残された視覚情報処理能力をブラインドサイトと言う。(168)

**ポインタ (pointer)**
情報の内容ではなく、「ここにこのような情報がある」と指示する構造。コンピュータ・サイエンスにおいて重要な役割を果たす。ここでは、視覚認識において、「ここにこのような視覚特徴がある」ことを指示する抽象的な知覚を指している。(181、215)

**ホムンクルス (Homunculus)**
主観性を説明する際に、しばしば、脳のある部位に主観性の「核」があるという言い方がされる。このようなモデルは、あたかも脳のその部位に小人(ホムンクルス)がいて、その小人が脳の他の部位の活動をモニターしているかのような印象を与える。ホムンクルスを仮定して主観性を説明しても、今度はそのホムンクルスの主観性をどのように説明するかという無限後退の問題が生じてしまう(ホムンクルスの誤謬)。(146、155、266)

## 【マ行】

**マイクロチューブル (microtubule)**
細胞内にある、管状構造のたんぱく質。その上を様々な物質が輸送される「線路」になっている。神経細胞の形態の維持においても、重要な役割を果たしていると考えられている。(51)

**マッハの原理 (Mach's principle)**
ある個物の属性は、システムの中のその個物と他の個物の間の関係性によって決まるという考え方。例えば、ある物質の質量は、その物質と他の物質との関係によって決まると考える。アインシュタインの相対

性理論に大きな影響を与えた。(62)

**ミラー・ニューロン (mirror neuron)**

猿の腹側運動前野において発見された、ある特定の行為を自分自身が行っても、他の猿が行うのを観察していても活動するニューロン。運動学習におけるイミテーションや、相手の心の状態を推測する際に機能しているのではないかという説がある。また、同じ領野から、行為の可能性(アフォーダンス)を表現しているニューロンが発見されていることから、感覚情報と運動情報が共通のフォーマットで表現される場所として機能しているとも考えられる。(243)

**結び付け問題 (binding problem)**

視覚情報は、色、形、動きなどが、それぞれ異なる脳の領野で解析されている。このように、空間的に離れた場所で表象されている情報が、いかにして我々が見る統一した世界像に統合されるのかという問題。(196、200、206)

**難しい問題(ハード・プロブレム hard problem)**

アメリカの哲学者チャーマーズが提唱した概念。心脳問題において、私たちの感覚を特徴づけるクオリアと物質的過程であるニューロンの活動の間の関係を説明するのが真に「難しい問題」であり、機能主義的な意識の説明は、「やさしい問題」を扱っているに過ぎないという考え方。(38)

**モーダル・コンプリーション (modal completion)**

条件によっては、カニッツァの三角形の内部が周囲より明るく見える場合がある。このような、クオリアの変化を伴う錯視図形の知覚を指す。(176)

【ヤ行】

**やさしい問題（easy problem）**

アメリカの哲学者チャーマーズの分類。クオリアや主観性の問題は、物質としての脳にいかにして我々の心の中の表象が宿るのかという、カテゴリーの異なる二つのものの間の関係を問う「難しい問題」である。一方、運動のプログラミングや、記憶の蓄積や想起、ワーキングメモリー、注意などの問題は、技術的には様々な困難があるが、「難しい問題」のように超えられないと思われるようなカテゴリーの相違は含まない、「やさしい問題」とされる。一般に、機能主義からの意識へのアプローチでは、「やさしい問題」しか扱えない。（151）

【ラ行】

**両眼視野闘争（binocular rivalry）**

左目と右目から入力した視覚情報は、そのうちの一方だけが視覚的アウェアネスの中に現れ、「心に見えるもの」になる。通常は、右目と左目のどちらが勝つかは安定しているが、「縦縞」と「横縞」のように、お互いに独立した刺激を与えた時、視覚的アウェアネスの中で視野のある部分で右目が勝つか、左目が勝つかがダイナミックに変化する現象。両眼視野闘争は、意識の問題に脳科学からアプローチする際の最初のターゲットとして、近年大きな注目を集めている。（128、137、143、217）

# 参考文献


【第1章】

ジョン・C・エックルズ『自己はどのように脳をコントロールするか』大野忠雄、斎藤基一郎訳、シュプリンガー・フェアラーク東京（一九九八年）

Chalmers, D., *The Conscious Mind*. Oxford University Press, 1996.

【第2章】

F・クリック『DNAに魂はあるか――驚異の仮説』中原英臣、佐川峻訳、講談社（一九九五年）

Barlow, H. B., "Single units, sensation : a neuron doctrine for perceptual psychology ?", *Perception* 1, 1972 : 371-394.

Mogi, K., "Response Selectivity, Neuron Doctrine, and Mach's Principle in Perception", in : Riegler, A. & Peschl, M. (eds.), *Understanding Representation in the Cognitive Sciences*, Plenum Press, 1999.

Zeki, S., *A Vision of the Brain*. Blackwell, 1993.

【第3章】

田森佳秀「神経活動から主観的知覚の多様体を構築する」画像の認識・理解のシンポジウム（MIRU '98）

vol II: 169–174.

茂木健一郎「意識における時間の流れはいかにつくり出されているのか」生体の科学 第46巻第1号 1995：82–86.

茂木健一郎『脳とクオリア』日経サイエンス社（一九九七年）

Davidson, D.," Mental events", in : Foster, L. & Swanson, J. (eds.), *Experience and Theory*, Humanities Press, 1970. Reprinted in *Essays on Action and Events*, Oxford University Press, 1980.

Einstein, A., "Zur Elektodynamik bewegter Körper", *Ann. der Phys*. 17, 1905 : 891–921.

【第4章】

村田勉「視覚認識（visual awareness）とダイナミックス」数理科学 Number 394 April 1996.

Crick, F. and Koch, C., "Are we aware of neural activity in primary visual cortex ?", *Nature* 375, 1995 : 121–123.

Logothetis, N. K., Leopold, D. A. & Sheinberg, D. L., "What is rivalling during binocular rivalry ?", *Nature* 380, 1996 : 621–624.

【第5章】

Davis, G. & Driver, J. A., "A functional role for illusory colour spreading in the control of focused visual atttention", *Perception* 26, 1997 : 1397–1411.

Cowey, A. & Stoerig, P., "Blindsight in monkeys", *Nature* 373, 1995 : 247–249.

Lumer, E. D., Friston, K. J., Rees, G., "Neural correlates of perceptual rivalry in the human brain", *Science* 280,

1988 : 1930–1934.

Weiskrantz, L., *Blindsight : A Case Study and Implications*, Clarendon Press, 1986.

【第6章】

Gray, C. M., König, P., Engel, A. K. & Singer, W., "Oscillatory responses in cat visual cortex exhibit inter-columnar synchronization which reflects global stimulus properties", *Nature* 338, 1989 : 334–337.

Malsburg, von der, C., "The correlation theory of brain function", in : *Internal Report* 81-2, Dept. of Neurobiology, Max-Planck-Institute for Biophysical Chemistry, 1981.

Penrose, R. & Rindler, W., *Spinors and space-time,* vols. 1 ; 2, Cambridge University Press, 1984 ; 1986.

Treisman, A., "The binding problem", *Curr Opin Neurobiol*. 6, 1996 : 171–178.

【第7章】

Lee, D. N. & Reddish, P. E., "Plummeting gannets : A paradigm of ecological optics", *Nature* 293, 1981 : 293–294.

佐々木正人『アフォーダンス——新しい認知の理論』岩波書店（一九九四年）

Gibson, J. J., *The ecological approach to visual perception*, Lawrence Erlbaum Associates, 1979.

Shimodozono, M., Mikami, A. & Kubota, K., "Visual receptive fields and movement fields of visuomovement neurons in the monkey premotor cortex obtained during a visually guided reaching task", *Neuroscience Research* 29, 1997 : 55–71.

【第8章】

世界の名著『ブレンターノ／フッサール』中央公論社（一九八〇年）

本書は一九九九年七月二十七日、講談社より『心が脳を感じるとき』として刊行された。
図版製作　WORKS

組織の限界
ケネス・J・アロー
村上泰亮訳
現実の経済において、個人より重要な役割を果たす組織。その経済学的分析はいかに可能か。ノーベル賞経済学者による不朽の組織論講義！（坂井豊貴）

資本主義から市民主義へ
岩井克人
聞き手＝三浦雅士
来るべき市民主義とは何か。貨幣論に始まり、資本主義論、法人論、信任論、市民社会論、人間論まで、多方面にわたる岩井理論がこれ一冊でわかる！

有閑階級の理論［新版］
ソースタイン・ヴェブレン
村井章子訳
流行の衣服も娯楽も教養も「見せびらかし」にすぎない。野蛮時代に生じたこの衒示的消費の習慣はどう進化したか。ガルブレイスの解説を付す新訳版。

資本論に学ぶ
宇野弘蔵
マルクスをいかに読み、そこから何を考えるべきか。『資本論』を批判的に継承し独自の理論を構築した泰斗がその精髄を平明に説き明かす。（白井聡）

社会科学としての経済学
宇野弘蔵
資本主義の原理は、イデオロギーではなく科学的態度によってのみ解明できる。マルクスの可能性を極限まで突き詰めた宇野理論の全貌。（大黒弘慈）

ノーベル賞で読む現代経済学
トーマス・カリアー
小坂恵理訳
経済学は世界をどう変えてきたか。ノーベル経済学賞全受賞者を取り上げ、その功績や影響から現代経済学の流れを一望する画期的試み。（瀧澤弘和）

経済政策を売り歩く人々
ポール・クルーグマン
伊藤隆敏監訳
北村行伸／妹尾美起訳
マスコミに華やかに登場するエコノミストたち。実はインチキ政策を売込むプロモーターだった！　危機に際し真に有効な経済政策がわかる必読書。

クルーグマン教授の経済入門
ポール・クルーグマン
山形浩生訳
経済にとって本当に大事な問題って何？　実は、生産性・所得分配・失業の3つだけ!?　楽しく読めてきちんと分かる、経済テキスト決定版！

自己組織化の経済学
ポール・クルーグマン
北村行伸／妹尾美起訳
複雑かつ自己組織化している経済というシステムに、複雑系の概念を応用すると何が見えるのか。不況発生の謎は解ける？　経済学に新地平を開く意欲作。

比較歴史制度分析（上）
アブナー・グライフ
岡崎哲二／神取道宏監訳
中世後期は商業的統合と市場拡大が進展した時代と言われる。ゲーム理論に基づく制度分析を駆使して、政体や経済の動態的変化に迫った画期的名著。

比較歴史制度分析（下）
アブナー・グライフ
岡崎哲二／神取道宏監訳
中世政治経済史の理論的研究から浮き上がる制度の適用可能性とは。本書は、その後のヨーロッパの発展と内部に生じた差異について展望を与える。

企業・市場・法
ロナルド・H・コース
宮澤健一／後藤晃／藤垣芳文訳
「社会的費用の問題」「企業の本質」など、20世紀経済学に決定的な影響を与えた数々の名論文を収録。ノーベル賞経済学者による記念碑的著作。

貨幣と欲望
佐伯啓思
無限に増殖する人間の欲望と貨幣を動かすものは何か。経済史、思想史的観点から多角的に迫り、グローバル資本主義を根源から考察する。（三浦雅士）

意思決定と合理性
ハーバート・A・サイモン
佐々木恒男／吉原正彦訳
限られた合理性しかもたない人間が、いかに最良の選択をなしうるか。組織論から行動科学までを総合しノーベル経済学賞に輝いた意思決定論の精髄。

「きめ方」の論理
佐伯胖
ある集団のなかで何かを決定するとき、望ましい方法とはどんなものか。社会的決定をめぐる様々な理論・議論を明快に解きほぐすロングセラー入門書。

増補 複雑系経済学入門
塩沢由典
なぜ経済政策は間違えるのか。それは経済学の理論と現実認識に誤りがあるからだ。その誤りを正し複雑な世界と正しく向きあう21世紀の経済学を学ぶ。

発展する地域 衰退する地域
ジェイン・ジェイコブズ
中村達也訳
地方はなぜ衰退するのか？ 日本をはじめ世界各地の地方都市を実例に真に有効な再生法を説く、地域経済論の先駆的名著！（片山善博／塩沢由典）

市場の倫理 統治の倫理
ジェイン・ジェイコブズ
香西泰訳
環境破壊、汚職、犯罪の増加――現代社会を蝕む病理にどう立ち向かうか？ 二つの相対立するモラルを手がかりに、人間社会の腐敗の根に鋭く切り込む。

**じゅうぶん豊かで、貧しい社会**

ロバート・スキデルスキー／エドワード・スキデルスキー
村井章子訳

ケインズ研究の世界的権威による喜びのある労働と意味のある人生の実現に向けた経済政策の提言。目指すべきは、労働生産性の低下である。（諸富徹）

アマルティア・セン講義
**経済学と倫理学**

アマルティア・セン
徳永澄憲／松本保美／青山治城訳

経済学は人を幸福にできるか？　多大な学問的・社会的貢献で知られる当代随一の経済学者、セン。その根本をなす思想を平明に説いた記念碑的講義。

アマルティア・セン講義
**グローバリゼーションと人間の安全保障**

アマルティア・セン
加藤幹雄訳

貧困なき世界は可能か。ノーベル賞経済学者が今日のグローバル化の実像を見定め、個人の生や自由を確保し、公正で豊かな世界を築くための道を説く。

**大企業の誕生**

A・D・チャンドラー
丸山惠也訳

世界秩序の行方を握る多国籍企業は、いったいいつ、どのようにして生まれたのか？　アメリカ経営史のカリスマが、豊富な史料からその歴史に迫る。

**日本資本主義の群像**

栂井義雄

渋沢栄一、岩崎弥之助、団琢磨ら。明治維新から太平洋戦争終焉まで、日本資本主義を創建・牽引した10名の財界指導者達の活動を描く。（武田晴人）

**日本の経済統制**

中村隆英

戦時中から戦後にかけて経済への国家統制とはどのようなものであったのか。その歴史と内包する論理を実体験とともに明らかにした名著。（岡崎哲二）

**交響する経済学**

中村達也

それぞれの分野ですぐれた処方箋を出した経済学者にスポットライトをあて、経済学をどう理解し、どう使えば社会がうまく回るのかを、指し示す。

**第二の産業分水嶺**

マイケル・J・ピオリ／チャールズ・F・セーブル
山之内靖／永易浩一／菅山あつみ訳

資本主義の根幹をなすのは生産過程である。各国の産業構造の変動を歴史的に検証し、20世紀後半から成長が停滞した真の原因を解明する。（水野和夫）

ポランニー・コレクション
**経済と自由**

カール・ポランニー
福田邦夫ほか訳

二度の大戦を引き起こした近代市場社会の問題点をえぐり出し、真の平和に寄与する社会科学の構築を目指す。ポランニー思想の全てが分かる論稿集。

**経済思想入門**　松原隆一郎

スミス、マルクス、ケインズら経済学の巨人たちは、どのような問題に対峙し思想を形成したのか。その今日的意義までを視野に説く、入門書の決定版。

**自己組織化と進化の論理**　スチュアート・カウフマン　米沢富美子監訳　森弘之ほか訳

すべての秩序は自然発生的に生まれる、この「自己組織化」に則り、進化や生命のネットワーク、さらに経済や民主主義にいたるまで解明。

**人間とはなにか（上）**　マイケル・S・ガザニガ　柴田裕之訳

人間を人間たらしめているものとは何か？　脳科学界を長年牽引してきた著者が、最新の科学的成果を織り交ぜつつその核心に迫るスリリングな試み。

**人間とはなにか（下）**　マイケル・S・ガザニガ　柴田裕之訳

人間の脳はほかの動物の脳といったい何が違うのか？　社会性、道徳、情動、芸術など多方面から「人間らしさ」の根源を問う。ガザニガ渾身の大著！

**新版 自然界における左と右（上）**　マーティン・ガードナー　坪井忠二／藤井昭彦／小島弘訳

「左と右」は自然界において区別できるか？　上巻では、鏡の像の左右逆転から話をはじめ、動物や人体における非対称、分子の構造等について論じる。

**新版 自然界における左と右（下）**　マーティン・ガードナー　坪井忠二／藤井昭彦／小島弘訳

左右の区別を巡る旅は続く——下巻では、パリティの法則の破れ、反物質、時間の可逆性等が取り上げられ、壮大な宇宙論が展開される。（若島正）

**ナチュラリストの系譜**　木村陽二郎

西欧でどのように動物や植物の観察が生まれ、生物学の基礎となったか。分類体系の変遷、啓蒙主義との親和性等、近代自然誌を辿る名著。（塚谷裕一）

**M《マ》i《イ》N《ン》D《ド》**　ジョン・R・サール　山本貴光／吉川浩満訳

唯物論も二元論も、心をめぐる従来理論はそもそも全部間違いだ！　その錯誤を暴き、あらゆる心的現象を自然主義の下に位置づける、心の哲学超入門。

**類似と思考 改訂版**　鈴木宏昭

類似を用いた思考＝類推。それは認知活動のすべてを支える。類推を可能にする構造とはどのようなものか。心の働きの面白さへと誘う認知科学の成果。

植物一日一題　牧野富太郎
世界的な植物学者が、学識を背景に、植物名の起源を辿り、分類の俗説に熱く異を唱え、稀有な蘊蓄を傾ける、のびやかな随筆100題。（大場秀章）

植物記　牧野富太郎
万葉集の草花から「満州国」の紋章まで、博識な著者の珠玉の自選エッセイ集。独学で植物学を学んだ日々など自らの生涯もユーモアを交えて振り返る。

花物語　牧野富太郎
自らを「植物の精」と呼ぶほどの草木への愛情。その眼差しは学問知識にとどまらず、植物を社会に生かす道へと広がる。碩学晩年の愉しい随筆集。

クオリア入門　茂木健一郎
〈心〉を支えるクオリアとは何か。ニューロンの発火から意識が生まれるまでの過程の解明に挑む。心脳問題について具体的な見取り図を描く好著。

柳宗民の雑草ノオト　柳宗民・文　三品隆司・画
雑草は花壇や畑では厄介者。でも、よく見れば健気で可愛い。美味しいもの、薬効を秘めるものもある。カラー図版と文で60の草花を紹介する。

唯脳論　養老孟司
人工物に囲まれた現代人は脳の中に住む。脳とは檻なのか。情報器官としての脳を解剖し、ヒトとは何かを問うスリリングな論考。（澤口俊之）

スモールワールド・ネットワーク〔増補改訂版〕　ダンカン・ワッツ　辻竜平／友知政樹訳
たった6つのステップで、世界中の人々はつながっている！　ウイルスの感染拡大、文化の流行など様々な現象に潜むネットワークの数理を解き明かす。

ローマ帝国衰亡史（全10巻）　E・ギボン　中野好夫／朱牟田夏雄／中野好之訳
ローマが倒れる時、世界もまた倒れるといわれた強大な帝国は、なぜ滅亡したのか。一世紀から一五世紀までの壮大なドラマを、最高・最適の訳でおくる。

史記（全8巻）　司馬遷　小竹文夫／小竹武夫訳
中国歴史書の第一に位する「史記」全訳。帝王の本紀十二巻、封建諸侯の世家三十巻、庶民の列伝七十巻。さらに書・表十八巻より成る。

ちくま学芸文庫

# クオリア入門《にゅうもん》　心《こころ》が脳《のう》を感《かん》じるとき

二〇〇六年三月 十 日　第一刷発行
二〇二三年一月十五日　第九刷発行

著　者　茂木健一郎（もぎ・けんいちろう）
発行者　喜入冬子
発行所　株式会社 筑摩書房
東京都台東区蔵前二―五―三　〒一一一―八七五五
電話番号　〇三―五六八七―二六〇一（代表）
装幀者　安野光雅
印刷所　明和印刷株式会社
製本所　株式会社積信堂


ISBN978-4-480-08983-0 C0140